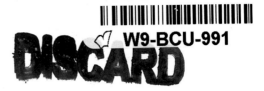

W9-BCU-991

Lactancia materna

Preguntas y respuestas

CARLOS GONZÁLEZ

Lactancia materna

Preguntas y respuestas

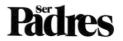

El papel utilizado para la impresión de este libro ha sido fabricado a partir de madera procedente
de bosques y plantaciones gestionadas con los más altos estándares ambientales, garantizando
una explotación de los recursos sostenible con el medio ambiente y beneficiosa para las personas.
Por este motivo, Greenpeace acredita que este libro cumple los requisitos ambientales y sociales
necesarios para ser considerado un libro «amigo de los bosques». El proyecto «Libros amigos
de los bosques» promueve la conservación y el uso sostenible de los bosques,
en especial de los Bosques Primarios, los últimos bosques vírgenes del planeta.

Papel certificado por el Forest Stewardship Council®

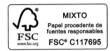

Primera edición: septiembre de 2016

© 2016, Carlos González
© 2016, Ser Padres – GyJ España Ediciones S.L. S. en C.
© 2016, de la presente edición en castellano para todo el mundo:
Penguin Random House Grupo Editorial, S.A.U.
Travessera de Gràcia, 47-49. 08021 Barcelona

Printed in Spain - Impreso en España

Créditos de las fotografías:
© Marta Bacardit/Ser Padres–GyJ España Ediciones S.L.S. en C.: pp. 8-9, 82-89, 144-149, 160, 196, 208
© Fotolia/Vitalinka: p. 60
La fotografía en la página 198 ha sido cedida por gentileza del Dr. Luis Ruiz.
El resto de las imágenes son de © Thinkstock.

ISBN: 978-84-03-51584-0
Depósito legal: B-11872-2016

Impreso en Talleres Gráficos Soler, S.A.
Eplugues de Llobregat (Barcelona)

AG 1 5 8 4 0

Penguin
Random House
Grupo Editorial

Sumario

Prólogo

Cuando en 2004 empecé a trabajar en la revista *Ser Padres*, el doctor Carlos González ya era una institución. Recibía todos los días tal cantidad de cartas que parecía imposible contestarlas todas. Y a mí, profana en la materia, además de la cantidad, me sorprendía la variedad de preguntas sobre un solo tema: la lactancia. ¿Cómo era posible que un acto natural generara tantísimas dudas?

Hemos seleccionado las preguntas que se incluyen en este libro por temática y, por supuesto, solo están algunas de las miles que nuestra revista ha recibido a lo largo de los últimos años y que nuestro doctor (sí, en *Ser Padres* lo consideramos un poquito nuestro) ha respondido a un mismo problema y a una misma lectora. Porque Carlos González no se contenta con enviar una respuesta estereotipada ante un mismo problema; en la mayoría de los casos, las soluciones vienen a través de larguísimos correos electrónicos con datos, referencias a estudios científicos, links a webs, ejemplos, notas... y una invitación a retomar el diálogo para asegurarse de que se ha solucionado el problema. Y en ocasiones, la réplica de la madre es casi igual de interesante, si no más, que la primera consulta.

Creo sinceramente que estas son dos de las claves del éxito de Carlos: sus amplios conocimientos y la constante búsqueda de información veraz, además de su implicación con la madre y, sobre todo, con el niño. De hecho, su respeto apasionado por el bebé fue lo que descolocó a la redacción de *Ser Padres* en la primera consulta que le enviamos. Corrían los tiempos de «10 minutos en cada pecho», «lactancia cada 3 horas», «al nido para que mamá descanse» o «no le cojas que se acostumbra», y Carlos González vino a echar por tierra todas estas creencias. Había llegado a la revista recomendado como «un pediatra con mucho sentido común». La colaboración de este médico aún desconocido gustó tanto que se le volvió a llamar al recibir una consulta de una madre desesperada porque su hijo no quería comer. Aunque no era una consulta sobre lactancia, enviamos la pregunta a Carlos. Y él, con ese absoluto respeto hacia los niños, dio una respuesta que nos fascinó. Venía a aconsejarle algo así como que dejara al pequeño en paz. La respuesta no era una simple llamada a la libertad del niño a decidir, también estaba llena de datos, de estudios y análisis... que corroboraban todos sus argumentos. Y todo, escrito con ironía y cariño.

Nos descolocó, nos encantó y nos dirigió hacia una nueva línea editorial: la de intentar entender al niño (también al bebé), la de no imponer, la de no obligar... en definitiva, la de respetarle como ser humano. Sin dramas, sin exageraciones. Abría el tiempo a una nueva maternidad centrada en el disfrute, en el sentido común, en la felicidad de madre e hijo, en el respeto, en la tolerancia, en lo natural frente a lo artificial. «El bebé sabe lo que quiere, sabe cuándo y cuánto comer. No le obligues nunca. No disfraces los platos para que coma más.» De ahí a derribar más axiomas establecidos en el ADN de la crianza no había más que un paso. Así llegaron «el orden de introducción de alimentos no tiene importancia en la mayoría de los casos», «no dejes llorar al niño», «el colecho es una buena opción». Y suma y sigue.

Hoy Carlos González tiene una legión de seguidores. He hablado de lectoras y no de lectores porque la mayoría de las cartas que recibimos son sobre lactancia y nos llegan por parte de las madres. Pero en la última conferencia que organizó *Ser Padres* tuvimos la suerte de comprobar la cantidad de padres interesados en su visión de la educación y la crianza. Agotamos todas las entradas enseguida y la charla fue igual de magnífica que de anárquica. Los casi 300 padres y madres acudieron con sus casi 300 hijos que jugaban, gritaban, mamaban, y se subían al escenario. Un día totalmente loco, maravilloso y soleado en el que tuve la oportunidad de dar un largo paseo con Carlos hablando de una faceta suya desconocida: su pasión por la historia. Pero eso ya es otro tema... y también otro libro.

Leyre Artiz Elkarte
Directora de *Ser Padres*

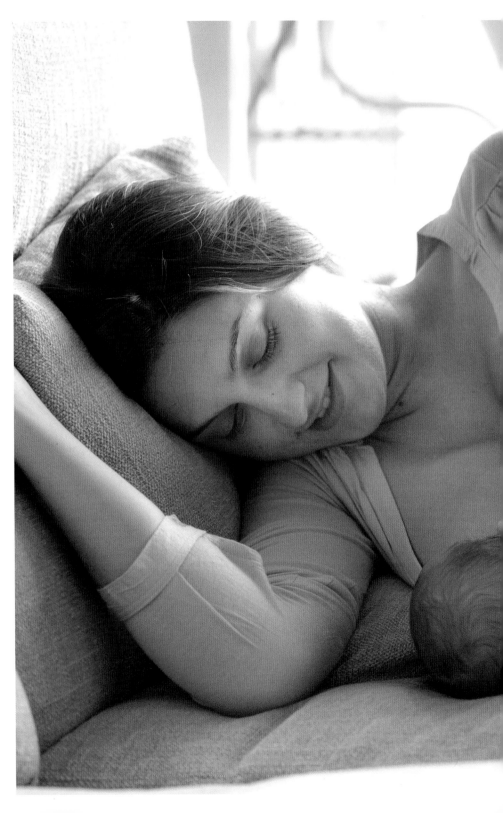

EL ARTE DE DAR EL PECHO

¿Cuánto tiempo debe mamar
el bebé en cada pecho?
¿Es bueno establecer unos horarios
para las tomas?
¿Cómo puedo saber si vacía
del todo el pecho?
¿Se puede tener suficiente
leche para trillizos?

Dar el pecho es fácil si se empieza
bien desde el principio, pero
a lo largo de la lactancia
pueden surgir dudas e incluso
complicaciones. No te rindas:
aquí te damos soluciones
para que disfrutes del arte
de dar el pecho.

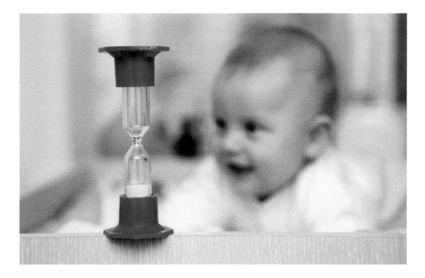

¿Cuántas tomas debe hacer?

Mi bebé tiene 6 meses y 3 semanas. Toma pecho todo el día, salvo en la guardería, donde toma una papilla de frutas hecha con leche materna que guardo congelada. Se despierta todavía en mitad de la noche, así que son en total 6 tomas (cada 4 horas), pero he leído que a esta edad deberían ser 4 o 5. ¿Debo reajustarle el horario o seguir así por ser lactancia materna casi exclusiva?

Pero ¿dónde ha leído usted que a esta edad su hijo debería hacer 4 o 5 tomas? Por favor, qué cosas se escriben... La lactancia materna (lo mismo que la artificial, o la alimentación a cualquier edad) es a demanda; las personas deben comer cuando tienen hambre, y punto. Yo, por ejemplo, hoy he hecho por lo menos 15 tomas (es lo que tiene estar en casa contestando cartas: ahora un café, ahora una almendra, y luego otra, ahora una uva, ahora un poco de chocolate...).

Dele el pecho a su hijo cuando él se lo pida, y olvídese de horarios. Y, por si le sirve de orientación, los niños de esta edad suelen mamar de 8 a 10 veces al día, aunque también, por supuesto, hay algunos que maman más veces y otros, menos. El único que sabe cuántas veces tiene que mamar es su hijo.

¿Cuánto tiempo debe mamar en cada pecho?

Ayer fuimos al pediatra con nuestra hija, una niña de 15 días, 2,500 kg y 49 cm. Mi mujer está dándole leche materna a demanda. Lo que ocurre es que unas veces la niña toma 20 minutos de un pecho y 5 del otro, y otras solo toma 10 de un pecho y nada del otro y a los 30 o 45 minutos vuelve a pedir. El pediatra nos dijo que la niña debía mamar 15 minutos de un pecho y otros 15 del otro, y en el caso de que pidiera más debíamos darle una ayuda de leche artificial.

Esto nos sorprendió porque creíamos que la lactancia materna era a demanda, es decir, que la niña comería según sus propias necesidades, sin necesidad de ir con el cronómetro en la mano.

Además, nos indicó que la leche que debía tomar en caso de que le diésemos un suplemento de leche artificial era una marca determinada. ¿Las diferentes marcas tienen características similares?

En efecto, la lactancia materna es a demanda, y su hija es la única que sabe cuándo y cuánto tiene que mamar. Lo de los 15 minutos de cada lado es simplemente ridículo: si la mitad de las veces su hija solo mama 5 o 10 minutos, ¿cómo se supone que conseguirán tenerla 15? Y, lo mismo que algunos adultos nos guardamos días de vacaciones en agosto para poder disfrutarlos en Navidad o en Semana Santa, ¿acaso su hija no tiene derecho a guardarse esos 5 minutos que le sobran en algunas tomas, para darse el gustazo de tomar el pecho con más calma en otras?

El tiempo que tarda un niño en mamar es como el tiempo que tarda un adulto en comer: variable y depende de lo rápido que uno coma. En muchos días laborables comemos en menos de 15 minutos, mientras que en cenas con amigos podemos estar más de 2 horas en la mesa. Los recién nacidos suelen tardar más porque todavía están aprendiendo a mamar, y esos 10 o 20 minutos que puede tardar su hija son lo más normal a su edad. A medida que crezca y adquiera fuerza y experiencia, es probable que vaya cada vez más deprisa. Hacia los 3 meses, muchos bebés maman en 5 minutos, o en 3 o incluso en menos de 1 minuto.

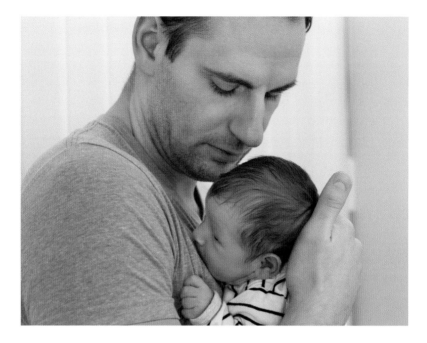

Lo importante ahora, con 15 días, no es saber cuántos minutos mama, sino cómo va el peso. Si pesa más que al nacer (es decir, si ha recuperado lo que perdió los primeros días), en principio va bien; y si pesa 100 o 200 g más que al nacer, entonces va de fábula. Pero, si pesa menos que al nacer, convendría que volviera a escribirnos dándonos datos más concretos (y, mientras tanto, que la madre le dé el pecho a demanda).

Todas las leches para el biberón a la venta en el mercado (tanto en farmacias como en otros comercios) cumplen con las estrictas normas españolas y comunitarias sobre composición de leches artificiales, y por tanto es lo mismo usar una marca que otra. Pero, por suerte, su hija toma pecho, así que no necesitará ninguna otra leche, ni ahora ni más adelante.

Convendría, eso sí, que contactasen con un grupo de apoyo a la lactancia materna (en la web <www.fedalma.org>, encontrarán toda la información necesaria de cada provincia), porque parece que por otro lado no van a recibir mucha ayuda...

¿Debe mamar de los dos pechos en cada toma?

Acabo de ser madre por primera vez y hay tantas cosas que no sé... He oído dos versiones: una dice que es conveniente dar la totalidad de un pecho al bebé, y, una vez haya acabado, darle lo que quiera del otro, pero, en la siguiente toma, empezar por este último. Otra versión dice que es bueno turnar ambos pechos, repartiendo el tiempo de la toma entre los dos.

Me gustaría consultarle qué es lo correcto: en mi caso, a mi hija le gusta alternar ambos pechos, y no acaba de vaciar ninguno. ¿Sigo con el mismo sistema o espero a que vacíe el pecho? Tengo dudas, pues, además, siento que los tengo calientes y no sé si eso es normal. ¿O sería mejor que me extrajese la leche? El problema es que no sé si realmente me queda leche o si se trata de una inflamación temporal...

El pecho se da a demanda. Eso significa que es el bebé el que decide cuándo mama, cuánto tiempo está en el pecho y si quiere uno o los dos. Cuando le parezca que su hija tiene hambre (porque se mueve, o busca con la cabeza, o hace algún ruidito...) dele el pecho el rato que ella quiera, hasta que lo suelte. A lo mejor su hija quiere después el segundo pecho, o a lo mejor no lo quiere; ella decidirá.

No es necesario alternar los pechos o acordarse de cuál le dio el último. Si uno de los dos está más lleno, es lógico que se lo dé primero. Si están igual de llenos, si tiene que hacer un esfuerzo para acordarse de cuál le dio antes, quiere decir que no importa si le da uno u otro.

Es normal que los dos pechos estén calientes, sobre todo al comienzo de la lactancia: aumenta el riego sanguíneo y se produce un intenso metabolismo. No sería tan normal que un pecho, o una parte de un pecho, estuviese caliente, hinchado y rojo, podría ser una retención o una mastitis.

Normalmente no es necesario sacarse leche, pero sí hay que hacerlo después de las tomas, si el pecho duele o si se sospecha una retención o mastitis.

- Un mes más tarde -

Tengo un bebé de mes y medio, y desde hace una semana ya no hace caca con la misma frecuencia. Antes prácticamente hacía tras cada toma (le estoy dando pecho), pero las dos últimas veces durante casi 2 días no hizo nada. La pediatra me dice que eso es normal, pero no estoy tranquila. ¿Hay algo que pueda hacer? Mis hábitos alimentarios no han cambiado, ni mi rutina diaria, por eso no entiendo qué ha pasado. Además sufre de muchos cólicos y a veces se pone a llorar desesperadamente, por lo que me imagino que debe de dolerle muchísimo. ¿Qué puedo hacer, doctor?

Pues, en efecto, es completamente normal que su hijo no haga caca cada día. Y no tiene nada que ver con los hábitos o alimentación de usted, sino con la edad de su hijo. Durante las primeras semanas, los bebés que toman el pecho suelen hacer muchas cacas al día (a veces, muchísimas). Pero casi todos, en algún momento entre el mes y medio y los 4 meses, comienzan a no hacer caca cada día. La mayoría hacen cada 2 o 4 días; muchos, cada 7 o 10; algunos, cada 15 o 20, y se sabe de bebés que han estado más de 30 días sin hacer caca. En general están la mar de contentos, y si alguno se queja, probablemente no es por la caca, sino por otro motivo (el mes y medio es típicamente la edad a la que más lloran los bebés; hacia los 3 meses suelen llorar mucho menos, por eso al llanto se le llama «cólico del primer trimestre»). La temporada de no hacer caca cada día suele durar varias semanas o meses; muchas veces hasta que empiezan a comer otras cosas.

Eso sí, cuando por fin hacen caca, esta es normal, como siempre, líquida o semilíquida. Eso no es «estreñimiento», es normal, y por tanto no hay que intentar ningún «tratamiento». No hay que darle agua, ni manzanilla, ni zumo, ni medicamentos, ni medicamentos «naturales», homeopáticos, alternativos o de cualquier otro tipo; no hay que ponerle supositorios ni lavativas, ni meterle termómetros ni cerillas ni ramitas de perejil por salva sea la parte. Solo hay que dejarlo en paz, seguir dándole el pecho a demanda y esperar tranquilamente, que ya hará caca cuando tenga que hacerla.

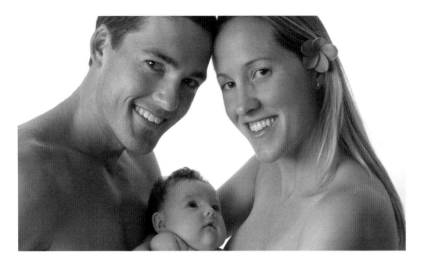

Si mama menos, ¿me quedaré sin leche?

Les he enviado ya varios correos, a los que todavía no me han contestado. Entiendo la tardanza en responderme, pues supongo que reciben cientos de cartas, pero estoy llegando a los límites de la desesperación y no sé cómo parar este círculo, que sin duda está influyendo en mi bebé.

Tiene 3 meses y, según las gráficas, anda «justa» de peso (unos 5,100-5,200 kg). ¿Justa para qué y para quién? Comparándola con otros bebés, puede que sí, pero ella desprende energía y vitalidad, se la ve completamente sana, aunque desde hace un mes come menos y vomita mucho (incluso después de las 2 horas de haber comido). La doy pecho a demanda, pero, como digo, al comer menos y disminuir la succión, hace que mi leche haya disminuido bastante, tanto que incluso creo que no coge peso porque tal vez se quede con hambre o esté rechazando mi leche porque le transmito mi depresión, miedo, inseguridad, etc. (uso el sacaleches cuando veo que mi hija no succiona bien, aunque, a veces, no me sale leche durante horas).

¿Puede estar rechazando realmente mi leche? ¿Por qué se queda dormida siempre que come y apenas succiona? ¿Tal vez tiene más sueño que hambre? Entonces ¿por qué no coge peso a pesar de haber sido una niña muy grande al nacer: 50 cm y 3,500 kg? ¿Vomita porque ha tomado demasiada leche? Entonces ¿por qué está tan justa de peso?

Ya no sé qué hacer. Todo el mundo me dice que soy yo la que estoy mal y que la niña me rechaza por ese motivo. La insistencia de mis 4-5 mensajes muestran hasta qué punto me encuentro fatal; necesito realmente ayuda. Querría darle solo pecho hasta el año, pero a este paso no creo que lo consiga... ¿Qué puedo hacer?

La noto a usted muy agobiada, y parece que la han estado engañando con una sarta de mentiras.

Su hija sí que gana peso. Al nacer, pesaba 3,500 kg, y ahora pesa 5,200 kg; por lo tanto ha engordado.

Su hija no está justa de peso, al menos no en el sentido que algunos dan a la palabra «justa» = «escasa»; pero la verdadera definición de «justo» es «arreglado a justicia y razón», o «exacto, cabal», y, en ese sentido, sí que es totalmente justo el peso de su hija. Vamos, que no es injusto, ni está desajustado. Con 3 meses, 5,100 kg es un peso totalmente normal. Incluso seguiría siendo normal a los 4 meses.

Su leche no ha disminuido. Los niños de 3 meses necesitan más leche que los de 1 mes. Si no, se mueren. Si su hija no solo no se ha muerto de hambre sino que ha engordado, quiere decir que ahora está tomando más leche que antes.

Y entonces ¿por qué le parece a usted que tiene menos? Sobre todo, porque está rodeada de envidiosos que la critican todo el día. Pero, también, porque se nota los pechos menos hinchados. Eso es totalmente normal. Al comienzo de la lactancia, los pechos se inflaman por la falta de costumbre. Hacia los 3 meses, una vez que la lactancia está bien establecida, la inflamación desaparece y solo queda la leche... y la leche no hace tanto bulto. Si su hija mama 10 veces al día, puede que en cada toma esté tomando unos 70 ml, 35 de cada pecho. Algunas veces, por ejemplo por la mañana, se acumula más leche, así que en el resto de las tomas a su hija le toca todavía menos cantidad, apenas 25 o 30 g. Es tan poco que casi no se nota a simple vista. Pero es justo lo que su hija necesita (¡justamente, va usted justa de leche!).

Otros cambios suelen producirse hacia los 3 meses: los pechos dejan de gotear, deja de notarse (si es que se notó alguna vez) la «bajada» de leche en cada toma; los niños dejan de hacer caca (suelen hacer 1 vez cada 2 o 3 días, incluso algunos llegan a estar 2 o 3 semanas sin hacer, y es normal y no hay que darles nada), y cada vez maman más rápido. Los recién nacidos a veces necesitan mamar más de 20 minutos en cada pecho; pero a los 3 meses a veces maman en 5 minutos, o en 2.

Su hija no está rechazando el pecho. Si lo estuviera rechazando, no mamaría; y, si no mamase, perdería peso. Recuerde que perdió 200 g o más en los primeros 2 días de vida; si de verdad rechazase el pecho, podría perder 1 kilo en menos de 15 días. Lo que ocurre es que su hija sabe mamar tan bien y usted tiene tanta leche, que enseguida acaba y no quiere más.

Si mama solo unos minutos y se queda dormida, es porque ya ha mamado bastante y se pone a hacer la siesta. La mayoría de las madres están muy contentas de que sus hijos duerman; pero si eso le preocupa a usted, pronto acabarán sus preocupaciones, porque con el tiempo los bebés cada vez duermen menos. A partir de los 4 meses, suelen empezar a despertarse varias veces por la noche.

Su hija no engordará por que el pediatra la pese. Su hija engorda porque usted le da el pecho, la coge en brazos y la trata con cariño (sí, todo influye; los ratones de laboratorio engordan más si alguien los saca cada día de la jaula y los acaricia). Por tanto, si llevarla al pediatra solo sirve para que salga usted deprimida y angustiada de la consulta, lo mejor es que no pierda el tiempo yendo. Su hija y usted tienen cosas mejores que hacer.

- Tres semanas más tarde -

Este mensaje tiene 2 partes:

1. Gracias por el apoyo prestado tanto en su respuesta a mi correo, que calmó bastante mi angustia, como por la lectura de sus libros, que releo varias veces al mes, para terminar de interiorizar lo aprendido.

2. ¿Puede provocar alergia al bebé algún alimento que yo tome? Cuando mi hija tenía 3 meses y medio, llegué a la conclusión de que la soja que tomó podía producirle alergia. La consumo habitualmente en grandes cantidades y en todos sus derivados porque, siendo vegana, es una fuente de proteínas indispensable. Llegué a esa conclusión por las numerosas veces que mi niña hacía caquitas desde que nació (3-5 veces al día) nada más mamar y, además, en gran cantidad, y muchas de ellas muy líquidas. Entonces dejé de consumirla para ver qué pasaba y al día siguiente mi hija ya no hizo caca, lo que le produjo malestar: gran acumulación de gases, molestias, inquietud, no querer mamar, etc. Tal vez sea casualidad, pero ahora no sé qué hacer, si volver o no a consumir soja para que haga caquita, ya que ha sido peor el remedio que la enfermedad, pues ahora está todo el día nerviosa e intranquila; al menos antes comía más y estaba más alegre.

¿Puede haber algún alimento que, a través de mi leche, pueda perjudicarla? ¿Hay algo para los gases? Me tomo infusiones de anís e hinojo, y me dijeron que mi hija tomara zumo de naranja, pero no me atrevo a dárselo. La verdad es que llora bastante y tiene la tripa muy dura e hinchada; así que me limito a darle pequeños masajes. Nunca le había pasado antes.

Me alegra volver a tener noticias suyas y saber que se ha ido desangustiando.

En efecto, lo que come la madre puede provocar alergia al bebé, y hay mucha gente alérgica a la soja. Sin embargo, no parece que este sea su caso, porque los síntomas de su hija no son de alergia.

Durante los primeros meses, los niños de pecho hacen caca líquida justo después de mamar o incluso mientras maman, a veces incluso hacen más caca entre toma y toma. Muchos hacen entre 6 y 10 cacas al día, algunos llegan a 24 cacas al día, y otros, como su hija, hacen algunas menos.

A partir de los 3 o 4 meses, los niños de pecho suelen experimentar un cambio y empiezan a no hacer caca cada día. Casi todos hacen caca cada 2 a 4 días; algunos cada 7 o 10 días, y algunos cada 2 o 3 semanas. El récord está en un mes sin hacer caca. Eso sí, cuando por fin la hacen, es totalmente normal, blanda, pastosa o líquida. No hacen bolas duras, y por tanto no es estreñimiento. No hay que hacer nada al respecto: no hay que darles zumos, ni agua, ni hierbas, ni medicamentos, ni meterles supositorios ni el termómetro ni ninguna otra cosa por el culito. No hay que darle nada a la madre (puesto que está usted sana y su hija también, no hay motivo para tomar medicamentos como el anís o el hinojo, que pueden tener serios efectos secundarios). Solo hay que esperar tranquilamente a que el bebé haga caca cuando tenga que hacerla.

Da la impresión de que su hija ha hecho este cambio, como todos los niños, a la edad normal, y simplemente se ha dado la casualidad de que lo hizo justo el día en que dejó usted de tomar soja.

Puede usted comer soja, o dejarla de comer, es indiferente. En todo caso, la soja no es imprescindible para los veganos. Si la toma por las proteínas, cualquier combinación de legumbres y cereales contiene las proteínas necesarias. Lo que sí es imprescindible para los veganos son los suplementos de vitamina B12. Y la espirulina, diga lo que diga la publicidad, no lleva vitamina B12, sino un análogo inactivo. Si estaba tomando usted B12 regularmente, entonces su hija no necesita nada más, porque la vitamina ya pasa directamente a la leche. Pero si no la ha tomado de forma regular, necesitará tomarse una dosis de ataque para reponer los depósitos del organismo, y necesitará darle también una dosis de ataque a su hija urgentemente, porque ella tampoco tendrá reservas. Hay un riesgo real y serio de padecer enfermedades neurológicas por falta de la vitamina B12 para los adultos veganos, y mucho más para los bebés. Encontrará amplia información y las dosis concretas en la página web de la Unión Vegetariana: <www.unionvegetariana.org/nutricion.html>.

- Una semana después -

Una vez más, les escribo para exponerles otra de mis eternas dudas, pero, ya se sabe: «A grandes dudas, gran sabiduría».

El problema esta vez es qué hacer cuando mi niña de 4 meses (aunque lleva así desde los 2,6) se distrae con cualquier cosa y no quiere mamar. Si cambiamos de casa, si nos vamos de visita, si salimos de viaje, todo aquello que supone una novedad para ella la distrae con tanta pasión que se olvida incluso de comer. Por un lado, me enorgullece ver que es una niña con grandes inquietudes e ilusión por descubrir todo lo novedoso de su entorno, pero, por otro, me entristece porque apenas me atrevo a salir de casa; me limito a dar pequeños paseos por los alrededores para que no pase muchas horas sin mamar, ya que en alguna ocasión ha llegado a estar entre 6 y 9 horas por encontrarnos fuera de casa.

Desde que nació, la acostumbré a que comiera teniendo visitas en casa, pero ahora parece que todo la distrae. No puedo disfrutar de un viaje, ni de una comida en el campo en un día agradable porque entonces ella no comería. Así que he optado por darle de comer dormida, ya que, estando despierta, también se distrae con mi ropa o con el mismo pezón. No me gusta esta alternativa, ya que la succión no es la misma ni la cantidad que ingiere, pero no me queda otra.

¿Cuánto tiempo podría pasar sin que comiese nada, sin que eso conlleve un riesgo para su salud? Por lo demás, se la ve muy despierta y feliz. Le da igual no comer, pero me cuesta creer que después de tantas horas no tenga hambre y prefiera cotillear a su alrededor.

Bueno, yo la felicitaba la semana pasada porque cada vez se sentía menos angustiada, y de nuevo volvemos a las andadas.

A ver, repasemos. Su hija está perfectamente. Está contenta, sonríe, engorda, crece en sabiduría y virtud. Mama tan bien que en un par de minutos saca toda la leche que necesita. Tiene usted tanta leche, y tan nutritiva, que a veces su hija no vuelve a tener hambre en 6 o 9 horas (por cierto, ¿quiere decir 9 horas sin mamar nada de nada, o que ha mamado un minuto aquí, medio minuto allá...? No es que tenga importancia, es solo curiosidad). ¿Cuál es el problema entonces?

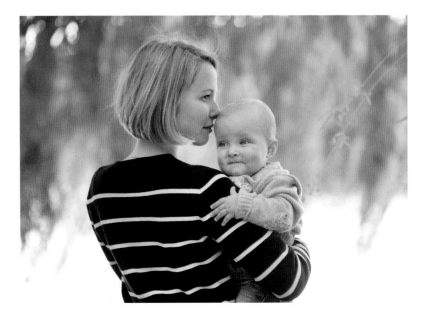

Pues parece que el problema está en que no es usted capaz de dejar de intentar controlar todo el tinglado. Dice que cuánto tiempo puede estar su hija sin comer sin peligro. ¿Sin peligro de qué? Sin peligro para su salud, puede estarse el tiempo que ella quiera. Sin peligro de que usted se ponga nerviosa y empiece a hacer cosas raras, parece que no puede estarse ni 5 horas.

¿Por qué no la deja tranquila, que mame cuando quiera y la cantidad que ella decida? Deje de meterle la teta cuando la niña esté dormida. Es innecesario, es indigno, y, además, lo único que consigue con eso es que luego de día mame todavía menos. Y salga de casa todo lo que le apetezca; su hija ya pedirá el pecho cuando tenga hambre, y, si no tiene, pues mejor.

Todos los seres vivos comen cuando lo necesitan. Todos, claro, excepto que estén gravemente enfermos. Y si su hija estuviese gravemente enferma, no se curaría por meterle la teta a la fuerza.

He escrito un libro, *Mi niño no me come*, que explica con más detalle por qué los niños comen menos de lo que sus madres esperaban, y por qué no hay que obligarlos jamás.

- Diez días después -

Carta de desahogo:

Quiero compartir con usted lo que algunos pediatras aún siguen recomendando a los padres. Sé que está al tanto, pero necesito desahogarme, ya que su opinión me merece mucho respeto y confianza.

Mi niña tiene 4 meses y unos días, y pesó al nacer 5,640 kg y midió 62 cm.

Estas son las recomendaciones de esos pediatras:

- Que ya debo empezar a acostumbrarla a la cuchara para que, al sexto mes, ya sepa comer; no vaya a ser que nos llevemos la desagradable sorpresa de que la niña rechace la cuchara.
- Que no puedo seguir dándole solo el pecho a partir del sexto mes porque anda «justa» de peso y si tuviese una gastroenteritis se quedaría en nada y daría pena verla.
- Que es alta y delgada, y que deben igualarse los percentiles, ya que en la talla está en la media y en el peso, muy por debajo. Es decir, que debería ser un «rulo» de niña, igual de ancha que de alta.
- Que mi empeño naturista por querer alargar la lactancia materna a veces entra en conflicto con las necesidades reales de mi hija, ya que a veces no es posible, como comprobaron en otras revisiones, dado que la niña nació en un percentil 50 y ahora ha bajado mucho. Según ellos, mi hija no tiene suficiente con mi leche, cuando, en realidad, a ella se la ve satisfecha y aún me sobra leche que acabo congelando, por lo que creo que sí es suficiente).
- Que tiene todavía la fontanela muy abierta para su edad porque nunca quise darle vitaminas. No sé qué interés tienen en que se cierre algo que la naturaleza ya se encargará de hacer cuando lo crea necesario. A nuestra generación nunca se les dio nada y nuestros cráneos son perfectos.
- Que a partir del sexto mes se quedará sin mis defensas, por lo que desarrollará ella misma sus anticuerpos, y, si no come de cuchara y no engorda más, está expuesta a coger cualquier cosa y adelgazará por falta de reservas.

- Que si la niña no tiene un sueño reparador y descansa varias horas seguidas eso significa que se queda con hambre (es cierto que si duerme conmigo es capaz de echarse siestas de 3 a 4 horas, pero, si la dejo sola, no aguanta más de 25-50 minutos, y durante la noche se mueve muchísimo en la cama, da un montón de vueltas —y, claro, no me deja dormir—, se despierta y tarda en coger el sueño, aunque chupe algo, porque mamar no llega a hacerlo. Esto es lo único que me hace pensar que tal vez se quede con hambre y por eso está tan nerviosa).

Una curiosidad: cuando tengo el pecho muy cargado (varias horas sin mamar o porque esa semana comió más y se me llena rápidamente), noto que la niña come mucho más y coge peso. Sin embargo, los días en que el pecho está más vacío y es ella la que tiene que «currarse» la succión, lo deja antes porque la leche no sale tan fácilmente como otras veces, hasta que me baja la producción y debo recurrir al sacaleches para estimularla, ya que mi hija se vuelve «vaga» y quiere que se lo den todo hecho, es decir, que el pecho esté llenísimo y que la leche salga con solo chuparlo. Esos días come mucho menos, menos veces y menos cantidad. Tengo miedo de que no llegue a mamar el medio litro de leche que recomiendan. Estoy segura de que no llega a los 300 ml, segurísima, porque calculo lo que extraigo con el sacaleches cuando el pecho está a reventar tras 10 horas sin succionar de él y lo máximo que he sacado alguna vez es entre 80-100 ml. ¡Ni que decir tiene que cuando está «flácido» lo deja antes porque ve que la leche no sale a borbotones!

Es un placer leerla de nuevo.

No creo que un niño deje de mamar por «vagancia», solo por esperar a que el pecho esté más lleno. Aún, si fuera un bebé prematuro y no tuviera fuerzas para mamar..., pero una niña de 4 meses, sana como una manzana, que está engordando normalmente... No le dé más vueltas; que mame cuando ella quiera; ella sabe lo que se hace.

- Tres semanas más tarde -

Muy a mi pesar, debo saludarle de nuevo... Ya me da vergüenza seguir escribiendo a la revista, porque sé que seré el chiste del día, pero necesito de sus consejos otra vez.

He leído y releído más de dos veces al día su libro *Mi niño no me come* y el de la Liga de la Leche *El arte de amamantar* intentando retener cada frase, cada consejo, cada comentario, y guiándome por el ejemplo de otras madres, etc., y, aun así, aunque en algunos casos me he visto reflejada, en otros no aparece nada al respecto y eso me angustia.

Desconecté unos días yéndome al pueblo, en plena naturaleza, donde nos vino muy bien a las dos: nos olvidamos de básculas y pediatras que insistían en que ya con 5 meses debía haber empezado con las papillas. Nos fue realmente bien. No sé si la niña engordó o no en esas semanas, pero el caso es que comió realmente bien y dio un buen estirón. Regresé a casa porque el tiempo empeoró y además ella empezó a sentirse más nerviosa (creo que son los dichosos dientes) y a comer menos y a hacer más caquitas. Lamentablemente, la pesé y comprobé que estaba en el mismo peso que 15 días antes (creo que lo que había ganado lo perdió de golpe en esa semana). Debe de estar con 5 meses en los 6 kg y 64-65 cm. Todo había ido bien hasta ese momento, hasta que volví a angustiarme y me dio un bajón enorme.

La pediatra me regañó por no haber empezado con las papillas como me había dicho, ya que si le ocurría algo a la niña, esta tenía menos reservas que un pajarito. La fuerza de la succión disminuyó de nuevo. Sé que ya ha tenido estas crisis varias veces —creo que cuando da el estirón parece más delgada y come menos (siempre pensé que era al revés...), pero nunca llegó a perder peso.

Esta vez, estoy más angustiada que nunca, porque me da miedo pesarla para comprobar si ha ganado peso o no...

Quiero continuar con la lactancia materna. Tengo leche congelada desde febrero para dársela con las papillas cuando llegara el momento (no quiero mezclárselas con leche de vaca), pero temo ese día, ya que la experiencia de las demás mamás me ha mostrado que con la introducción de las papillas no se soluciona el problema.

¿Si todos la vemos más delgada, puede ser debido al estirón que ha dado de repente de casi 3 cm en 1 mes? Si es así, ¿por qué no come más para compensar su peso? ¿Por qué duerme más horas y come menos? ¿Podría estar malita de algo? ¿Podría ser que, debido a su nerviosismo por los dientes y que ya ha empezado a dar vueltas sobre sí misma, a girarse y a rodar en el suelo, esté aumentando el gasto energético? ¿No sería mejor suspender la lactancia, muy a mi pesar, por el hecho de que la niña esté realmente alimentándose de mi angustia, de mis depresiones, etc., y mi alimentación la esté perjudicando? Conozco casos así. ¿Por qué continúa vomitando cuando se pone boca abajo?

Nunca imaginé que me comportaría de esta manera tan traumática con mi hija. Tengo miedo de no hacerlo bien, a pesar de darle todo mi amor: duerme conmigo, la consuelo cogiéndola en brazos cada vez que llora, estoy siempre junto a ella, le hablo en un tono cariñoso, todo y más... Y, sin embargo, soy un auténtico fracaso con su alimentación; la verdad es que me siento totalmente perdida.

UN DATO IMPORTANTE: aunque pueda sorprenderle, soy psicóloga, lo cual debería servirme para saber manejar mis emociones..., pero no es así. Con los pacientes soy una buena profesional y conmigo, un auténtico fracaso...

P.D.: El hecho de que ya con 5 meses le encante sentarse con nosotros a la mesa, observar con mucha atención cómo nos llevamos la comida a la boca, mirar los platos de todos, darle a chupar una manzana y no hacerle ascos ni muecas, y cuando gimotea y te pones a comer delante de ella se calma observando cómo te llevas la cuchara a la boca, etcétera, ¿podría ser que ya esté pidiendo algo de comida?

Tengo intención de hacerle yo los purés, en vez de comprar potitos. La pediatra me recomendó que optara por estos últimos porque las medidas higiénicas de «lo que se compra» son de fiar y de lo que yo prepare en casa no. ¿Es cierto? Aun así, no tengo intención de comprar nada; prefiero hacerle yo el arrocito, la patatita, etc., y triturarlo todo.

También pensaba hacer el puré con mi leche, y no con agua ni con leche de vaca.

¡Ay, que no hacemos agua clara! Vamos a ver...

Si ven a su hija más delgada, pues eso, será porque se estiró, o será porque ya están obsesionados.

Si no quiere comer, es porque no tiene más hambre, y si no tiene hambre es porque ya ha comido suficiente. Eso sí que viene explicado en mi libro, no me diga que no... Si duerme más que antes, será porque tiene más sueño.

¿Malita? No creo. ¿Tiene fiebre, llora continuamente, vomita sangre? De todos modos, su pediatra no le ha visto nada raro, ¿verdad? Ha conseguido asustarla bien asustada, pero en ningún momento le ha dicho que su hija esté enferma.

¿Que aumenta el gasto energético? ¿Pues no dice que duerme más?

No, claro que no sería mejor destetarla. En estos momentos, su hija no tiene ningún problema (salvo una madre angustiada). Si la desteta, sí que tendría un problema.

No, no se está alimentando de sus nervios ni de sus depresiones. ¡Si se alimentara de eso, estaría gordísima! No, solo se alimenta de su leche.

Y siendo usted «del oficio», sabrá muy bien que los nervios no «se pasan» a través de la leche. En todo caso, se los pasa por la convivencia. Si le diese el biberón, usted estaría igual de nerviosa (la niña engordaría lo mismo o menos, rechazaría el biberón, lloraría pidiendo el pecho, vomitaría, no se acabaría los biberones, y usted se sentiría fracasada y culpable), y le pasaría igualmente los nervios. La solución no es destetarla, ni que coma más, ni darle suplementos. La solución está en que usted se tranquilice.

No entiendo la pregunta de «los vómitos boca abajo». ¿Qué tiene de raro que vomite boca abajo? Todos los bebés vomitan. Es la leche que le sobra.

El peso de su hija es totalmente normal. La talla de su hija es totalmente normal. La relación peso-talla es totalmente normal. Puede ver las gráficas y tablas de peso en: <www.who.int/childgrowth>.

No aumentar de peso en 15 días también es normal a esta edad (lo que ya no es normal es pesarla a los 15 días, sobre todo después de haber leído mi libro, donde explico bien claro que pesarlos más de una vez al mes el primer semestre, o de una vez cada 2 meses el segundo semestre, es inútil, salvo en casos muy especiales, porque el error de la báscula es superior al aumento de peso esperado). Me escribió que a los 3 meses su hija pesaba 5,100 kg, y ahora a los 5 meses pesa 6 kilos, es decir, que ha aumentado 450 g al mes, un aumento excelente a esta edad (en la página antes citada verá también unas tablas de velocidad de aumento de peso). Es probable (solo probable, no obligatorio, pero se lo adelanto para que no vuelvan a engañarla con problemas imaginarios) que, cuando cumpla 1 año, su hija pese entre 7,200 y 7,900 kg.

¿Tal vez ha bajado de percentil, y eso es lo que preocupa a su pediatra? Es del todo normal bajar de percentil en la gráfica. Lo encontrará perfectamente explicado en el siguiente estudio científico: <http://pediatrics.aappublications.org/cgi/content/full/113/6/e617>.

En este estudio, podrá comprobar que lo raro es no cambiar de percentil, y que la mayoría de los niños suben o bajan uno o dos percentiles en los primeros 6 meses (y luego vuelven a subir o a bajar uno o dos más en los 6 siguientes). Puede imprimirlo y llevárselo a su pediatra. Usted misma dice que su hija estaba mejor en el pueblo, sin pediatra y sin báscula. Entonces ¿para qué la lleva a su consulta? La niña está sana, es feliz, no le pasa nada. Se supone que la gente sana va al médico para prevenir enfermedades, pero ustedes, lejos de prevenir nada, salen peor de lo que entran.

Los niños no necesitan nada más que el pecho antes de los 6 meses, y no engordan más por adelantar las papillas.

No es que su hija esté pidiendo algo de comida. Es que ya se la está comiendo. Chupa una manzana sin hacer ascos: ya está. En eso consiste la alimentación complementaria. Está chupando, voluntariamente y contenta. Dentro de unas semanas empezará a tragar algo, voluntariamente y contenta. No necesita hacerle purés, basta con darle a probar lo mismo que usted esté comiendo. Eso sí, no conviene que le dé, de momento, mucha cantidad, porque entonces tomaría menos teta y podría perder peso.

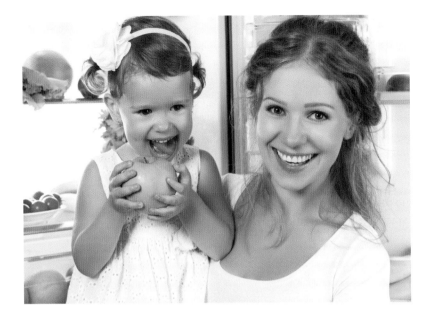

Tampoco entiendo qué le hace pensar a su pediatra que usted prepara alimentos poco higiénicos. Parece un comentario bastante insultante.

Su hija está sana. Es feliz. Se comporta normalmente. Sonríe. Come lo que quiere y cuando quiere. Ya pesa casi el doble que cuando nació. Por el amor de Dios, deje de darle vueltas al asunto, deje de contar los minutos y las veces que come, o de intentar medir la intensidad y fuerza de su succión. Deje de adorar la dichosa báscula. Escribe usted: «Soy un auténtico fracaso con su alimentación; me siento totalmente perdida»; pero el que está totalmente perdido soy yo porque, por más que releo su mensaje y los anteriores, no veo en qué ha fracasado usted.

Usted le está dando a su hija el pecho, que es la mejor comida que hay, y ella está tomando lo que quiere, que es lo que tiene que hacer. ¿Dónde está el problema?

- Un año más tarde -

Mi hija de 16 meses continúa con lactancia materna, aunque, claro, con pocas tomas. Mi pregunta es: ¿qué calidad y composición tiene a estas alturas mi leche? Sé que la leche materna se va adaptando a las necesidades del bebé y que siempre será mejor que cualquier zumo o vaso de agua, pero ¿debo seguir dándosela antes de cada comida? He escuchado comentarios de todo tipo entre pediatras: «antes no, porque le quita el hambre; siempre de postre», «entre horas no, porque luego no querrá comer», «de postre no, porque si se ha llenado con la comida, ya no querrá», etc.

La verdad es que se la doy antes, después y entre comidas, cuando ella quiere, pero no sé si esa es la mejor opción y si realmente se llena con más «agüilla que con proteína láctea», porque a veces veo que mi leche no es tan blanca como antes, sino más bien transparente (incluso una vez vomitó nada más mamar y echó como agua más que leche cuajada). ¿Qué debo hacer y cuándo dársela?

Otra duda: ¿a qué puede deberse que la niña jamás, pero jamás, quiera desayunar, sea lo que sea y a la hora que sea? ¿Por qué nunca tiene hambre hasta la hora de comer? ¿No son demasiadas horas desde que cenó? Esto me angustia bastante, ya que no hay manera de que desayune, pero nada de nada. Antes, cuando mamaba de noche o de madrugada, no me importaba porque ya era normal que no tuviera hambre, pero, desde que cumplió los 12 meses, dejó de mamar por la noche y, claro, hasta la hora de comer... son muchas horas. Me da miedo que tenga una hipoglucemia o algo así. Y, por supuesto, a la hora de comer no se la ve con más hambre por haberse saltado esa toma de la mañana. ¿A qué se debe entonces? Un dato: es de comer poco y mal. Si la entretengo, come y cena bien, el desayuno no existe y la merienda es ridícula, las cantidades que ingiere son ridículas, ni un bebé de pocos meses tendría suficiente, pero deben de serlo creo, porque si no...

¡Dieciséis meses! No está mal para alguien que «no tenía leche»...

No hay necesidad de darle a su hija el pecho antes de cada comida. Tampoco hay motivo para no dárselo. No se me ocurre ningún razonamiento, a esta edad, para decidir si es mejor dar el pecho antes, después o entre comidas.

Tal vez lo mejor sea darlo antes, volverlo a dar después, y además entre medio, pero no estoy seguro de que todos los niños quieran tanto pecho. Así que, a falta de otros datos, lo mejor será que le dé a su hija el pecho cuando a ella le dé la gana, o bien cuando le dé la gana a usted.

No creo que su leche sea aguada. La verdad es que tenemos muy pocos datos sobre la composición de la leche después del año. Solo he podido encontrar un estudio antiguo en mujeres africanas que mostraba que la cantidad de proteínas era constante durante los primeros dos años, y un estudio reciente en mujeres israelíes que demuestra que la cantidad de grasa en la leche (y por tanto las calorías) aumenta mucho con el tiempo y cada vez aumenta más. La media de las madres entre el primer y tercer año era de 88 kcal/100 g (el primer año son unas 70 kcal. Mire las etiquetas de algunos productos: leche de vaca, leche de «crecimiento», yogur... a ver cuántas calorías por 100 g tienen).

Lo de que no desayuna, ¿quiere decir nada, ni el pecho? ¿No toma pecho desde que se levanta hasta la hora de comer? No es que la respuesta tenga la menor importancia, pero el dato es necesario para contestar a su pregunta: «¿A qué se debe que no quiera desayunar?». Si toma el pecho, se debe a que ya ha desayunado: ha tomado el pecho, que tiene un montón de calorías y es lo más nutritivo que hay. Y si no toma ni pecho, se debe a que no tiene hambre.

¿Cómo se atreve a decir que su hija come «poco y mal» si toma pecho? Eso es «mucho y bien». Que no vuelva yo a pillarla faltándole al respeto a la teta...

Espero que estas reflexiones le sean útiles, y le deseo toda la felicidad con su hija.

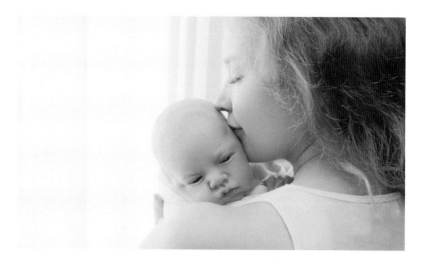

¿Se queda con hambre?

Mi hija de 2 meses solo toma leche materna y a demanda, pero resulta que no sé si se queda con hambre, ya que está siempre muy nerviosa (pide cada 30 o 45 minutos durante el día y hace tomas largas), le cuesta mucho dormir durante el día (solo lo hace cuando está en el pecho, a ratos de 20 minutos; durante la noche pide cada 3 horas), y, en cuanto a las cacas, hace dos deposiciones al día: una es muy abundante y de color mostaza, y la de la tarde es menos abundante y de color verde. Le doy de mamar de los dos pechos, y solo cambio de uno a otro cuando ella no quiere más o si se queda dormida, por eso casi nunca los vacía. Coge un peso fijo de 140 g a la semana. La pediatra me ha recomendado que le dé biberón después de las tomas, pero prefiero estar segura antes de empezar. ¿Cómo sé que mi hija no se queda con hambre?

En principio, 140 g por semana es un buen aumento de peso. De todos modos, convendría que nos volviera a escribir diciéndonos los pesos y tallas de su hija.

Para saber si un niño se queda con hambre, solo hay que ponérselo otra vez al pecho. Si no lo quiere, es que no tenía hambre. Si se pone a mamar, es que sí que tenía hambre («tenía», porque como ya está mamando ya se le está quitando). Cuando un niño que toma biberón tiene hambre, ¿qué le dan? ¿Pecho? ¡No, le dan más biberón! Pues cuando un niño que toma pecho tiene hambre, se le da más pecho, y punto. Nada de biberón. Cuanto más mama el bebé, más leche sale, por eso con la lactancia a demanda siempre sale la cantidad que cada niño necesita.

El hecho de que pida el pecho cada media hora y haga tomas muy largas podría indicar que no está en buena posición. Pero, claro, no puedo ver cómo mama, y también podría ser que, simplemente, a su hija le guste mamar mucho rato y con mucha frecuencia.

Si está colocado en una buena posición, el bebé tiene la boca muy abierta y el pecho bien metido hasta adentro. El error más frecuente es tener al bebé demasiado alejado del pecho y demasiado separado de la madre:

- El bebé tiene que estar cerca del pecho. Justo delante. Si pone la mano en el culito de su hija, y la cabecita está en el codo de la madre, entonces está demasiado lejos del pecho, porque el pecho no está en el codo. Es mejor poner su mano en la espalda de la niña, de manera que la cabecita esté en medio del antebrazo de la madre. Colóquela de manera que, antes de abrir la boca, tenga el pezón en la nariz. Y colóquela moviendo a la niña hacia donde está el pezón, no intente mover el pezón hacia donde está la niña.
- El bebé tiene que estar bien pegado a la madre. Todo su cuerpecito, su barriga, sus piernas, están tocando el cuerpo de la madre. Tocando. Por ejemplo, si le da el pecho izquierdo, las piernas de la niña pasan entre el cuerpo y el brazo derecho de la madre; usted le sujeta las piernas con el codo derecho. Y con la mano que tiene en su espalda la empuja bien hacia usted.

- Seis meses más tarde -

Tengo un bebé de 8 meses que sigue tomando pecho y, como alimento complementario, come verduras, frutas y cereales. Por las mañanas va a la guardería, y allí le dan, entero, un yogur para bebés después de la verdura, porque no toma mucha cantidad de leche de fórmula. Mi duda es si ese yogur es recomendable o contiene demasiados azúcares y grasas.

Pues no, ningún yogur es recomendable a esta edad. Un bebé que toma el pecho no debe tomar ninguna otra leche ni derivados, porque ya se alimenta de leche materna, que es mucho mejor. ¿Verdad que en esa guardería, a los bebés que toman biberón no les dan leche materna? Pues, por la misma razón, a un bebé que toma el pecho no tienen que darle leche artificial. Usted ha decidido darle a su hijo el pecho, y merece tanto respeto como la que ha elegido darle biberón. Si tuviera 4 meses, lo mejor sería sacarse leche y que se la dieran en la guardería. Pero, con 8 meses, no hay necesidad, porque su hijo ya puede comer muchas otras cosas.

Lo que pasa es que si «la verdura» que le dan en la guardería es el típico puré aguachiento que toman muchos bebés españoles, pues igual se queda con hambre. No sé por qué, pero en este país hay como una obsesión por poner a los bebés a régimen, dándoles fruta y verdura, y a veces la verdura ni siquiera está bien escurrida, sino triturada con el caldo. Eso probablemente tiene 20 o 30 calorías por 100 gramos, mientras que la leche materna tiene (a esta edad, porque con el tiempo va aumentando) unas 75 u 80 calorías. Vamos que, para sustituir la teta con verdura, tendrían que tomar casi medio litro de esta última, y eso no les cabe en el estómago.

Los niños pequeños necesitan comer cosas más sustanciosas: pollo, fideos, pan, plátano, arroz con tomate, lentejas, guisantes, albóndigas... todo en trozos, sin triturar, para que puedan coger con sus deditos la parte sólida. Claro que en las guarderías ya lo tienen todo organizado a su manera y les cuesta horrores cambiar... pero, al menos, podrían darle a su hijo plátano, o cortezas de pan, antes que la verdura, para que llene su estómago con algo sustancioso.

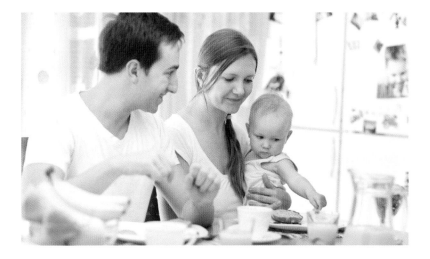

Pero volvamos al yogur. Le decía que el bebé que toma el pecho no debe tomar yogur, porque ya toma pecho, que es mejor. Y el que toma biberón tampoco conviene que tome yogur, porque, hasta el año, los bebés que no toman pecho deberían tomar leche artificial. «Es que el yogur para bebés está hecho con leche adaptada.» Pues bueno, ¡como si lo quieren hacer con grasa de búfalo! Se pueden hacer muchas cosas con leche adaptada: helado de chocolate, flan, leche frita o canalones. Lo que los bebés deben tomar es «leche adaptada», no «cosas hechas con leche adaptada».

Los yogures para bebés no son más que una estrategia publicitaria, destinada, primero, a vender yogures a los bebés, y luego a niños más mayores y a adultos. Si se fija, algunas de estas empresas lácteas ni venden leche. Venden muchísimos derivados de la leche, pero no leche entera, ni semidesnatada, ni desnatada; no venden leche en botella ni en cartón. El bebé que se acostumbra a tomar leche líquida en el biberón, más adelante probablemente beberá leche líquida con un vaso. Pero si se acostumbra desde el principio a tomar yogures, es más fácil que luego siga tomando yogures... Y... ¡otro cliente en el bolsillo!

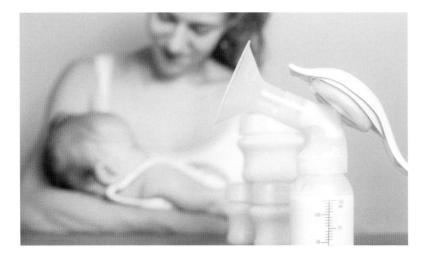

¿Cuánta leche debo extraerme?

Mi hija se incorporará en unos días a la escuela infantil con tan solo 4 meses. Me gustaría que se diesen otras circunstancias, pero, hoy en día, mi trabajo es la fuente de ingresos principal de casa. Estamos con lactancia materna exclusiva y queremos mantenerla. He conseguido un sacaleches y estoy empezando a utilizarlo, sobre todo para familiarizarme con él, aunque aún tengo ciertas dudas, como por ejemplo: antes de incorporarme de nuevo al trabajo, ¿cuánta leche debo sacar?, ¿a qué horas saco la leche, en aquellas en las que no estaré en casa (tal vez produzca más leche justo en esas horas que preferiría tener menos), o por las tardes (que es cuando estaré con la peque)? Una vez de vuelta al trabajo, ¿debo aliviar con un sacaleches la producción de leche por la mañana o no estimular el pecho? Las personas de mi entorno me sugieren que no me complique y me pase a la leche de fórmula en esas horas; sin embargo, tanto mi marido como yo preferimos la lactancia materna (pero sin obsesionarnos con ello), queremos mantenerla más tiempo, aunque eso conlleve algún que otro sobresfuerzo los primeros días.

Lo principal es empezar a sacarse leche con antelación, porque al principio sale muy poca. Cuando en el lugar de trabajo hay las condiciones de higiene y comodidad necesarias, puede sacarse leche allí, una o varias veces según el tiempo, y llevarla a casa en una nevera portátil. Si eso no es posible, puede sacarse leche en casa por las tardes, después de las tomas. La cantidad, pues depende de lo que tome la niña (que muchos niños de 4 meses sencillamente no quieren comer nada, pero nada de nada, mientras su madre no está). Recuerde que cuanta más leche se saque, más tendrá. ¿Que sacándose 2 veces no junta suficiente leche? Pues se saca tres o cuatro. Y la que se saque el viernes y el sábado se congela para emergencias.

Si en el trabajo no puede sacarse leche para su hija, tal vez necesite hacerlo de todos modos, aunque la tenga que tirar (o bebérsela usted, que así recicla), depende de cuántas horas sean y de si le molestan los pechos demasiado llenos.

Piense que todo es más fácil cuando el bebé es un poco mayor, porque entonces ya come otras cosas. Unos pocos meses de permiso sin sueldo pueden hacerlo todo mucho más sencillo. Sí, ya sé, su trabajo es la principal fuente de ingresos; pero pienso que el truco no es verlo como dinero que deja de ganar, sino como dinero que se gasta. ¿Cuánto gastaría en un coche nuevo, en cambiar muebles, en unas vacaciones? ¿Cuánto gastan los fumadores en tabaco? ¿Cuánto podría gastarse en estar unos meses más con su hija?

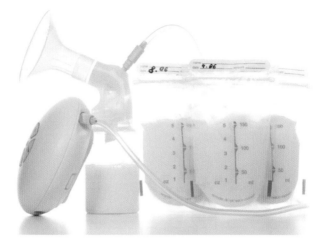

¿Cuánto dura la leche en el congelador y cómo debo descongelarla?

Soy madre de una niña de 1 mes y medio. Me saco 180 ml de leche al día para congelar, y me gustaría saber cuánto tiempo se conserva en el congelador.

La leche materna puede estar congelada, según la potencia del congelador, entre unos pocos meses y muchos meses (seguro que más tiempo que un trozo de carne). Al fin y al cabo, la leche se congela nada más sacarla, mientras que la carne no se sabe cuántos días lleva dando vueltas desde que salió del matadero.

Para descongelar la leche, lo mejor es llenar una jarra con agua caliente del grifo y meter dentro el recipiente con la leche congelada (es decir, como al baño María, pero sin encender el fuego). También puede hacerse en el microondas, pero debe tener cuidado de que no se caliente demasiado.

¿Cómo puedo saber si vacía del todo el pecho?

He leído que las últimas gotas de leche en el pecho son las que contienen mayor cantidad de proteínas y nutrientes beneficiosos para el bebé. Pero mi hija de 1 mes y medio a veces se queda dormida en el pecho y yo siento que aún me queda leche. ¿Cómo saber si un bebé ha vaciado todo el pecho?

Por otro lado, sé que un bebé debe mamar a demanda, pero ¿existe una mínima cantidad de leche que debería tomar? (Actualmente, mi hija está consumiendo unos 90 ml por toma cada 2 o 3 horas.)

Los bebés no vacían nunca el pecho. Siempre queda algo. Por lo tanto, no han terminado cuando el pecho está vacío. Han terminado cuando ellos dicen «he terminado». Cuando sueltan el pecho o dejan de mamar.

¿Cómo sabe que está tomando 90 ml de leche? ¿Está pesándola antes y después? Por favor, no haga esas cosas. Usted no debe saber cuánto ha mamado, esa es la gracia del asunto.

¿Ha aumentado su hija de peso normalmente? ¿Está contenta y feliz? Pues eso es que ha mamado todo lo que tenía que mamar, y punto. No le dé más vueltas.

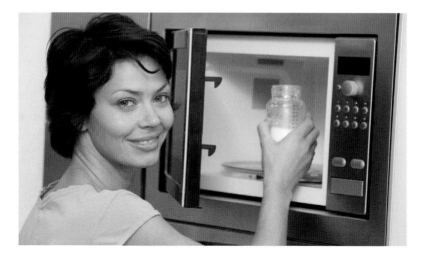

¿Puedo calentar la leche
en el microondas?

Tengo un niño de casi 6 meses y estoy dándole lactancia materna exclusivamente. Llevo dos meses trabajando y sacándome leche en el trabajo y congelándola al llegar a casa. Cuando tuve que reincorporarme al trabajo, tanto la matrona como la pediatra de mi hijo me insistieron en que la leche materna nunca se calienta en el microondas. ¿Es cierto?

La historia de la leche y del microondas es la siguiente:

Hace varias décadas, cuando se empezaron a popularizar los microondas, la gente no sabía muy bien cómo funcionaban. Y el microondas tiene la particularidad de ser el único método que permite calentar más el contenido que el recipiente. Si usted calienta leche en un cazo o sopa en una olla, la olla y el cazo están quemando. Pero si usted calienta algo en el microondas, el recipiente en un primer momento está más frío. Algunas madres calentaban directamente el biberón de leche en el microondas, lo tocaban por fuera, la temperatura estaba bien, se lo daban al niño... y la leche, dentro del biberón, estaba quemando. Incluso puede ocurrir que unas partes de la leche estén más calientes que otras. Habrá visto que a veces, al descongelar carne en el microondas, un trozo está casi cocido mientras otro trozo sigue congelado.

El caso es que se produjeron varios casos de niños con quemaduras en la boca y en el esófago por leche demasiado caliente. En vista de lo cual se recomendó, creo que fue la Academia Americana de Pediatría, que no se calentase nunca un biberón en un microondas. El consejo se aplicó a la leche materna, y en muchos sitios todavía lo verá escrito, tanto referido a leche materna como a leche artificial.

Ese es el único motivo por el que se recomendaba no usar el microondas: el riesgo de quemaduras. ¿Que las microondas afectan a la leche y destruyen algunas de las inmunoglobulinas? Bueno, pero el efecto es muy pequeño, y en todo caso la congelación y cualquier método de calentamiento tienen efectos similares. Y aunque se destruyeran todas las inmunoglobulinas (que no son todas, ni mucho menos), pues la leche artificial tampoco tiene inmunoglobulinas. No es que la leche materna se vuelva tóxica en el microondas, en todo caso es que se vuelve un pelín menos buena de lo que era.

En definitiva, hoy en día, cuando las madres ya tienen años de experiencia en el uso del microondas y saben bien cómo funciona, no hay ningún peligro si se toman algunas precauciones lógicas:

- No calentar demasiado, regular la potencia y el tiempo para adecuarlos a la cantidad de leche que se esté calentando.
- Agitar el biberón al sacarlo del microondas, para que la leche se mezcle y quede toda a la misma temperatura (o esperar un par de minutos, y la leche se mezclará sola aunque no se agite).
- Comprobar, como se ha recomendado siempre para cualquier biberón, que la leche no quema, echándose un par de gotas en el dorso de la mano antes de dárselo al bebé.

¿Necesita tomar agua?

Mi hija tiene 8 meses y no hay manera de hacerle beber agua en el biberón. Lo he probado a todas horas y hasta con un biberón con asas para que ella misma pueda beber, pero ni así; incluso tiene arcadas. Hay gente que me dice que ya debería beber agua puesto que come alimentos sólidos como verdura al mediodía y fruta por la tarde. ¿Realmente es tan importante que beba agua a esta edad? Sigue tomando 3 biberones al día, de unos 180 ml.

Le agradezco su confianza... pero, al mismo tiempo, me permito recomendarle que confíe usted más en su hija y menos en los demás.

Su hija le está diciendo bien claramente que no quiere agua. Pues eso es que no tiene sed, que no necesita agua, y punto. Y si otras personas opinan lo contrario, pues que se beban el agua ellos. Pero su hija no necesita, y cuando tenga sed ya pedirá agua.

Cualquier persona, cualquier animal, bebe agua cuando tiene sed. No hace falta ser adulto, ni ser inteligente, ni hablar. Un perro, un gato, un burro, beben cuando tienen sed. Su hija también sabe.

Por otra parte, era lógicamente previsible que no tuviera sed. La fruta y la verdura son poco más que agua, llevan mucha más agua y mucha menos substancia que la leche. Si antes no necesitaba agua, ahora menos. (Por eso, porque la fruta y la verdura no alimentan, porque no tienen ni grasas ni proteínas ni calorías ni nada, es mejor dar a los niños primero la leche y luego un poquito de fruta o verdura. Un gran plato de fruta o de verdura lo único que hace es llenarles la barriga y luego no les cabe la leche).

Pero lo anterior no es más que una especulación. Si, a pesar de tanta fruta y verdura, su hija quiere beber, pues dele agua, faltaría más. Ella es la que sabe si tiene sed o no.

Habitualmente los niños comienzan a beber agua cuando empiezan a comer cantidades notables de alimentos menos aguados: arroz, macarrones, lentejas, pollo, pan, etc.

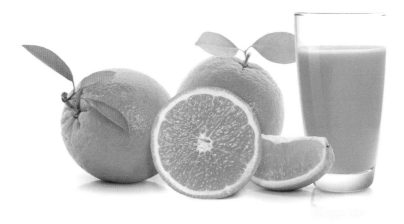

¿Los bebés pueden tomar zumo?

Tengo un bebé de 4 meses y medio y le estoy dando el pecho. En principio no quiero introducir ningún alimento complementario hasta los 6. A los 3 meses, cogió una bronquitis, y por ello el pediatra me ha aconsejado que le dé cucharadas de zumo de naranja cada día porque dice que la leche del pecho no tiene suficiente vitamina C. Por otro lado, en el grupo de madres, me aconsejan que no le dé zumo de naranja hasta el año. ¿Qué debo hacer? ¿Cuándo debo dárselo?

La leche materna tiene vitamina C de sobras, pero muchísima, una barbaridad. Es imposible que un bebé necesite más vitamina C de la que obtiene a través de su leche.

Y en general no es conveniente dar zumos de frutas a los bebés. Cuando coma naranja, que sea en trozos. Desde luego, por unas cucharaditas no iba a haber ningún problema. Pero por desgracia hoy en día está demasiado fácil dar zumos, vienen hechos y no hay que exprimir las naranjas, y hay bebés que toman biberones de zumo, vasos enteros de zumo... y el exceso de zumo produce diarrea crónica, caries y otros problemas.

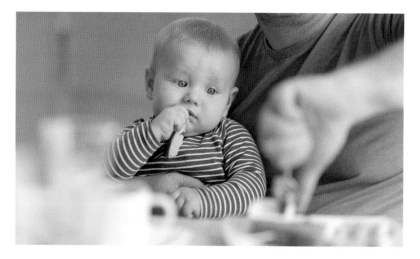

¿Le falta hierro a la leche materna?

Mi hijo tiene 8 meses y medio, toma pecho a demanda y come papillas a la hora que nosotros comemos y cenamos. Come muy bien y muy variado. Le doy algunos cereales mezclados con agua, y también sémola. En la revisión de los 8 meses, el pediatra me dejó preocupada, ya que me dijo que ahora mi leche es pobre en hierro y que el niño podría tener anemia, que sería conveniente darle en el almuerzo cereales con leche artificial; en la comida, verdura con carne; en la merienda, fruta; y en la cena, sémolas. No me dejó nada convencida, porque, si le doy tanta comida y leche artificial, ¿cuándo mamará?

De momento no trabajo, y el niño está conmigo todo el día. Hasta ahora nos ha ido bien así a los dos: él pide pecho cuando quiere, y cuando nosotros comemos también reclama comida y se toma un buen plato. Cuando se lo termina, siempre mama algo: deja de comer cuando él quiere y busca el pecho. El pediatra no me escuchó cuando le dije que comía bastante y que mamaba mucho. Me dio a entender que ahora la leche materna no le alimenta lo suficiente. ¿Existe el riesgo de que pueda tener anemia? De momento he seguido dándole pecho y solo dos comidas.

La leche es pobre en hierro, y no solo en esta etapa, sino siempre; y la de vaca, más pobre todavía. La leche artificial y los cereales están enriquecidos con hierro, pero es un tipo de hierro que se absorbe muy mal. Por eso la anemia es frecuente en niños de 1 año, coman lo que coman.

La carne y el pollo son los alimentos que de verdad tienen hierro del que se absorbe bien. Pero el puré de verdura con carne no es más que carne aguada. 20 g de carne llevan más hierro que 10 g de carne con 60 g de verdura. Y es más fácil que el bebé se coma solo cuatro trocitos de carne a que se coma un plato lleno de carne con verdura.

Muchas verduras y legumbres también tienen bastante hierro, pero el hierro de origen vegetal se absorbe muy mal, a no ser que vaya acompañado de vitamina C. Por eso, es razonable comer como lo hacemos los adultos: ensalada delante (el tomate es muy rico en vitamina C) o fruta después de la comida. Y es absurdo dar a los bebés la comida disociada, 1 toma solo de cereales, en otra solo verdura, en la siguiente solo fruta...

Por lo demás, la leche materna claro que alimenta, y más que antes. A medida que pasan los meses, cada vez la leche materna lleva más calorías, es más concentrada.

En definitiva, lo están haciendo ustedes perfectamente: mucha teta y la comida que su hijo quiera. Mejor la misma comida que ustedes, nada de triturados y cereales para bebés, sino arroz con tomate, pollo, albóndigas, fideos, guisantes, lentejas... dejar que su hijo coma él solito, que disfrute de la comida, que aprenda a comer lo mismo que comen sus padres.

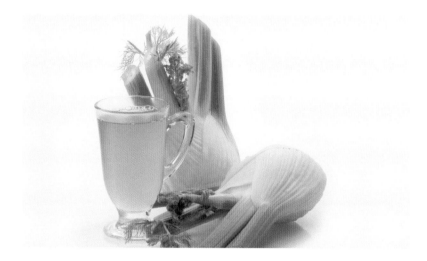

¿Es bueno que tome infusiones?

Soy madre de un bebé de 2 meses que llora mucho. Me han dicho que tiene cólico del lactante y me han aconsejado darle una infusión de hinojo antes de las tomas. Pero no me atrevo, porque creo que podría quitarle el apetito.

No conviene dar infusiones a los bebés, ni zumo, ni siquiera agua, porque les llenan el estómago y pueden hacer que tomen menos leche. Y si se le añade azúcar a la infusión, todavía peor. Además, algunas hierbas como el hinojo o el anís pueden tener efectos tóxicos si se toman en grandes cantidades. El único tratamiento para el cólico, cuya eficacia se ha comprobado en estudios científicos, es hacer caso a los bebés: cuando se les coge mucho en brazos, lloran menos.

¿Cuánto yodo hay que tomar en la lactancia en tándem?

Soy mamá de una nena de 26 meses con lactancia materna a demanda y que no ha tomado suplemento de yodo por desinformación. Estoy embarazada de 22 semanas y tomo Yodocefol. Mi pregunta es qué cantidad de yodo debo tomar si la lactancia será en tándem. Creo que ya no tengo leche, pero mi niña sigue pidiendo teta, y yo, como es suya, se la doy.

Durante el embarazo y la lactancia (es igual que sea con tándem o sin tándem) conviene tomar unos 200 microgramos al día de yodo, que es precisamente lo que lleva un comprimido de Yodocefol. Después del parto, ya no hace falta que tome ácido fólico (y tampoco vitamina B12, a no ser que sea usted vegetariana estricta), y por tanto puede pasarse al Yoduk 200, que solo lleva yodo y será más barato. Además, hay que tomar siempre sal yodada.

Pero eso no quiere decir ni mucho menos que a su hija mayor le vaya a pasar nada porque usted no haya tomado yodo. Hasta hace unos pocos años ni siquiera había pastillas de yodo; de hecho, mi esposa no tomó. Cuando mi madre estaba embarazada, ni siquiera había sal yodada. Y a la inmensa mayoría no nos pasó nada. Así que no le dé más vueltas al asunto.

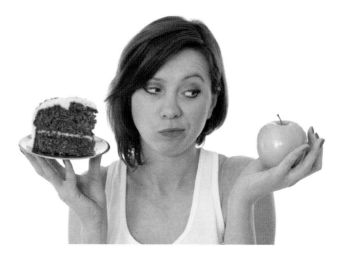

No como ni frutas ni verduras, ¿mi leche tendrá alguna carencia?

Acabo de dar a luz, y soy una madre que no toma ni frutas ni verduras de ningún tipo prácticamente desde la adolescencia... Tras leer su libro, he creído entender que la leche se fabrica de forma independiente y que no existe ninguna relación con lo que coma la madre. Entonces ¿no hace falta comer frutas y verduras como es mi caso para que la leche sea equilibrada? Estoy un poco preocupada, ya que son muchos años (ahora tengo 36) sin tomar ninguno de estos alimentos.

No, lo que come la madre no influye en la composición de la leche, a no ser que la madre tenga un déficit. Es decir, si usted tiene carencia de vitamina X, pues, claro, en su leche no habrá suficiente vitamina X, porque de donde no hay no sale. Pero si lleva 20 años con esa dieta y se encuentra usted bien, debe de ser que no le falta de nada.

Además, ¿qué come? ¿Solo carne y pescado? Los esquimales sí que comían antiguamente solo carne y pescado (supongo que ahora compran de todo en el súper...), porque en el norte de Alaska o en Groenlandia no se puede cultivar nada. Pero probablemente usted sí come muchos productos de origen vegetal: lentejas, pan, pasta, patatas fritas, garbanzos... Hasta es posible que coma ensaladilla rusa sin darse cuenta de que lleva zanahorias y guisantes.

¿Qué se pierde una persona por comer poca fruta y verdura? Tomará poco ácido fólico, pero ya le habrán dado un suplemento en el embarazo (y se lo dan a todas, porque muy poca gente come suficiente verdura). Tomará poca fibra, pero eso es malo para usted, no para su hijo (la fibra no pasa a la leche). Pero si come legumbres y cereales (pan, pasta) integrales, tendrá fibra de sobras. La fruta es rica en vitamina C; pero hay tantas cosas ricas en vitamina C... De hecho, ¡es el conservante que ponen en las salchichas de frankfurt! Y las patatas son riquísimas en vitamina C, aunque estén fritas. La fruta y la verdura son ricas en vitamina A, pero también lo son la carne, el pescado, los huevos, la leche...

Comer frutas y verduras sería bueno para su salud (la de usted). Pero, aunque no las coma, su leche será perfecta.

Al menos, espero que esto le sirva para que nunca obligue a su hija a comer frutas y verduras...

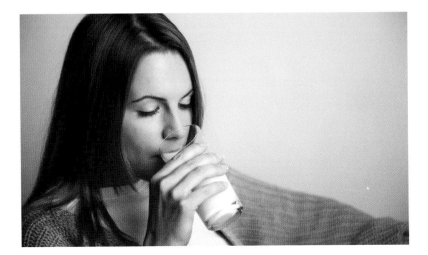

Mi hija tiene alergia a la leche, ¿debo dejar de tomar lácteos?

Tengo una niña de 6 meses a la que acaban de diagnosticar una leve alergia a la proteína de la leche de vaca. Los síntomas empezaron hace casi un mes, cuando le di el primer biberón de fórmula, que no quiso: con solo unas gotitas que tomó, le salieron como habones alrededor de la boca. La segunda vez, le di la leche con cuchara, y tuvo la misma reacción; entonces la llevé a la pediatra. Le sacaron sangre, y esta semana la pediatra me llamó para decirme que tenía una leve alergia. Ha empezado con la alimentación complementaria y solo toma pecho, excepto la papilla de leche hidrolizada que le dan en la guardería.

La pediatra me ha dicho que no debo dejar de tomar lácteos porque a la niña se la ve bien y no parece que mi leche le haga daño. De peso está en el percentil 10, excepto a los 3 meses, en el que bajó al 3: coincidió con un mes de muchas regurgitaciones y con tomas que rechazaba llorando. La pediatra me dijo que era reflujo y que eso no debería afectarle en el peso. Yo tengo muchas dudas de si eso fue debido a los lácteos que yo tomaba y que le hacían daño, pero luego aquello pasó y mi hija recuperó el peso que le correspondía, según la pediatra.

Mi pregunta es: si sigo con el pecho, esa es mi intención ¿debería dejar de tomar lácteos para que desaparezca su alergia lo antes posible, o, como dice mi pediatra, si mi hija gana peso y está bien y no noto ningún síntoma, significa que no le afectan las proteínas que puedan pasar a mi leche? Me angustia pensar que pueda estar perjudicándola en mi empeño por darle el pecho. Tampoco quiero dejar de tomar lácteos si realmente no es necesario. Por otro lado, mi niña es muy feliz, nunca llora, come bien y le encanta el pecho.

A algunos niños alérgicos a la leche de vaca les perjudica la leche que toma su madre. Pero a la mayoría no. Eso que dice de que hace un tiempo se soltaba llorando podía indicar que las proteínas de la vaca en su leche le estaban afectando. Pero si dice que ahora ya no le pasa...

En caso de duda, si realmente hay síntomas serios que le hacen pensar que la leche que usted toma está perjudicando a su hija, puede hacer la prueba: estar 7 o 10 días sin tomar leche, y a ver qué pasa, si la niña mejora visiblemente (llora menos, o engorda más, o si tenía eccema o algún otro síntoma le mejora) puede seguir unos meses sin leche; o si sigue igual que antes, pues vuelva a tomar leche.

No hace falta que le den leche hidrolizada en la guardería (que además sabe muy mal, imagino que la pobre niña no quiere comer). Si usted se saca leche, le pueden dar leche materna en la guardería; pero no es imprescindible, porque ahora con 6 meses puede comer muchas otras cosas: le pueden dar arroz hervido, o plátano, o lentejas, o guisantes. Y si es que no tienen ganas de cocinar, hasta los cereales de la farmacia se los tomará mejor solo con agua que con leche hidrolizada.

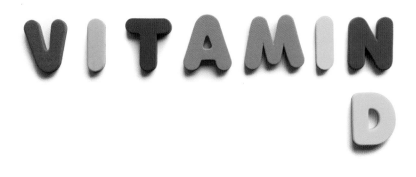

¿Mi hija necesita un suplemento de calcio?

Le estoy dando el pecho a mi hija. Al nacer pesó 3,700 kg, el primer mes ganó 1,200 kg y el segundo y tercero 650 g. El pediatra me ha dicho que debería darle calcio (se lo receta a todos los niños). ¿Mi hija no tiene suficiente con el que le aporta la leche?

No se recomienda dar calcio a los bebés, porque ya toman suficiente con el pecho o con el biberón. Tal vez lo que el médico le dijo fue: «Vamos a darle estas gotas para el calcio», y se estaba refiriendo a la vitamina D, que ayuda a asimilarlo. Esta vitamina suele recetarse en zonas frías y lluviosas durante el invierno, o cuando los bebés salen poco a la calle y les da poco el sol; muchos médicos se lo dan directamente a todos los bebés.

¿Cómo saber si mi hijo es alérgico al huevo y al pescado?

Estoy amamantando a mi hijo de 3 meses, y me he dado cuenta de que cuando yo como pescado o huevo él está muy intranquilo, lloroso y apenas duerme. ¿Podría ser alérgico a estos alimentos?

La mente humana tiende a ver causas y efectos donde solo hay coincidencias. Muchos bebés están intranquilos y llorosos o duermen poco. ¿Seguro que eso le ocurre a su hijo especialmente cuando usted ha comido huevo o pescado antes de las tomas? En caso de duda, conviene ir apuntando en un diario lo que usted come y la reacción del niño.

Si realmente parece que hay una relación, haga la prueba de no tomar huevos ni pescado durante 7 o 10 días por lo menos y anote las reacciones de su hijo. A veces los niños mejoran al día siguiente, y a veces tardan 3 o 4 días.

Si al cabo de unos días su hijo sigue más o menos igual, olvídese del tema y coma de todo. Pero si el niño mejora, haga la prueba de volver a tomar los dos alimentos con varios días de separación. Si empeora claramente a las pocas horas, casi seguro que es alergia, pero si sigue bien, es que todo ocurrió por casualidad.

En caso de que compruebe que esos alimentos le sientan mal, debe explicárselo al pediatra; tal vez le haga pruebas de alergia. Dele el pecho el mayor tiempo posible. Y, por supuesto, evite tomar los alimentos culpables durante varios meses (luego podrá repetir la prueba con cuidado).

¿Es bueno darle cereales a mi bebé nacido prematuro?

Mi hijo nació con 3 semanas de adelanto. Ahora tiene 4 meses y medio y el enfermero me ha aconsejado que le dé cereales para que aumente de peso y duerma más horas seguidas por la noche. ¿Es una buena idea? También quisiera saber si le puedo preparar los cereales con agua, en vez de con leche de fórmula.

No deja de sorprenderme la persistencia de los mitos. Ningún niño engorda más con los cereales (ni con ningún otro alimento). Para los niños prematuros o con bajo peso al nacer, la lactancia materna es particularmente importante, puesto que necesitan mayor protección inmunológica.

No hay ningún motivo para darle nada antes de los 6 meses. Que, en el caso de los prematuros, son de edad corregida (es decir, su hijo empezaría a los 7 meses). Y de hecho es muy probable que su hijo sea de los que no quieren nada más que pecho hasta los 8 o 10 meses o más.

Los cereales «para bebé» se pueden preparar con leche materna o con agua; darle cereales con leche artificial sería un paso atrás. Pero tampoco hay ninguna necesidad de darle comida especial para bebés. Puede ofrecerle cereales de verdad: fideos, pan, arroz con tomate...

En cuanto a lo de dormir, está científicamente demostrado que los bebés no duermen más por darles cereales. Y por suerte, porque si su hijo durmiera de un tirón, se perdería varias tomas de pecho y... ¿no hemos quedado en que tiene que comer más para coger peso?

¿La lactancia materna puede favorecer la aparición de caries?

Tengo una niña de casi 10 meses y le han salido caries en los 3 dientes de arriba. Se los tienen que empastar. La odontóloga me ha dicho que la causa es que se duerme mamando. Me ha recomendado que le quite el pecho, pero yo desearía continuar con la lactancia materna, aunque tengo mucho miedo de que le sigan saliendo caries. ¡No sé cómo hacer para que duerma sin su tetita!

En general, la lactancia materna disminuye el riesgo de caries. De hecho, al tipo de caries más graves y extensas de los bebés se les suele llamar «caries de biberón».

Desde luego, no es motivo para quitarles el pecho. Al que tiene caries de biberón le siguen dando biberones, ¡no lo van a matar de hambre! Lo que sí que sería razonable, puesto que su hijo ya tiene caries, es intentar que no se pase mucho rato por la noche con el pecho en la boca. Que mame si quiere mamar, pero que mame en unos minutos y luego suelte el pecho. Intentar dormirlo con brazos, canciones o caricias, pero no con el pecho. El libro de Elizabeth Pantley, *El sueño del bebé sin lágrimas,* da algunos trucos para conseguirlo. No es tarea fácil.

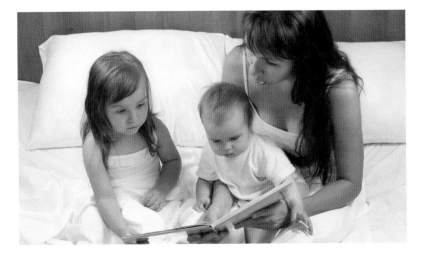

Mi hijo ha cogido dos bronquitis y me da mordiscos al mamar, ¿aun así debo continuar con la lactancia materna?

Tengo una niña que cumplirá este mes de febrero 3 años y un bebé de 9 meses. La niña tomó lactancia materna exclusiva durante los primeros 6 meses y sigue tomando pecho (en la actualidad, solamente para dormirse); hacemos tándem con su hermanito.

Con la niña todo ha sido de libro (incluidos los despertares nocturnos, a veces cada hora, aunque, actualmente, con 3 años, por fin duerme de un tirón), nunca ha estado enferma, se ha criado sana y feliz, y en cuanto a la lactancia nunca ha habido ningún problema (salvo, claro está, el del «enganche» sobre todo durante mi segundo embarazo), ha ganado siempre mucho peso... En fin, que poco a poco me he vuelto una fanática y defensora a ultranza de la teta, contra corriente, contra mi entorno... lo normal. Pero me estoy tragando todas mis palabras poco a poco con el niño.

En primer lugar, llevamos dos bronquitis en dos meses... Ya sé que la teta no hace milagros pero, la verdad, creía que iba a proteger más de las enfermedades. En la última revisión de los 9 meses, la pediatra me comentó que apenas había ganado peso desde la revisión de los

6 meses (peso actual: 9,750 kg), a pesar de que ya come purés y papilla de frutas, además del pecho, claro. Entonces me recomienda que le dé leche de fórmula, y que el niño está palidito (claro, después de 2 bronquitis), y que quizá tenga falta de hierro. Me quedé chafada; de nuevo me echan por tierra la teta que yo tenía encumbrada.

Y remato con el tema de los mordiscos... Me ha costado mucho tiempo y paciencia la lactancia en tándem, mucho nadar contra corriente... y ahora el niño me hace llorar de dolor, tengo los pezones llenos de heridas, porque desde la última bronquitis, cuando se queda dormidito, clava los dientes (4 arriba y 2 abajo) y me abrasa de dolor. Entonces le quito el pecho y llora. Ya no sé qué hacer. Por la noche se despierta, y, como practicamos el colecho, antes le daba el pecho y se quedaba dormidito; ahora, como no puedo, me paso 1 o 2 horas durmiéndolo en brazos, porque no soy de las que lo dejan llorar. Pero al día siguiente hay que trabajar y el agotamiento es enorme. Solo toma bien la teta cuando está despierto, pero como tengo los pezones destrozados pues...

En fin, la verdad es que estoy muy decepcionada con la lactancia, no todo es de color de rosa, pero quiero a toda costa continuar con ella, así que necesito que me den ánimos y saber si existe alguna fórmula milagrosa para el tema de los mordiscos (intenté probar con las pezoneras pero sin éxito). Estoy a punto de tirar la toalla.

Desde luego que la lactancia no es milagrosa. Por eso insisto en mis libros en no empezar con «las ventajas de la lactancia». Todas esas supuestas ventajas se basan en estadísticas: sabemos que, si un millón de niños toman pecho, estarán más sanos que ese otro millón de niños que toman el biberón. Pero, a nivel individual, todo eso no sirve de nada; las enfermedades se cogen por mala suerte, y al que le toca le toca, y, aunque todos los niños tomasen el pecho, no solo seguiría habiendo bronquitis, sino también meningitis, neumonía, escarlatina, leucemia y síndrome nefrótico.

Creo que es un error dar el pecho «porque protege contra las enfermedades», porque entonces puede ocurrir lo que le pasa a usted: que está decepcionada. ¿Por qué no dice «estoy decepcionada con los zapatitos, le puse a mi hijo zapatitos y ha cogido dos bronquitis»,

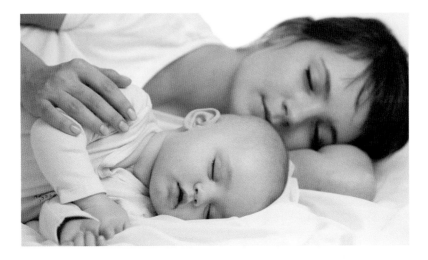

o «estoy decepcionada con la cuna, mi hijo duerme en la cuna y ha cogido dos bronquitis»? Pues porque jamás se le pasó por la cabeza que los zapatitos o la cuna sirvieran para proteger a su hijo contra nada. Y por eso tampoco se le pasa por la cabeza tirar la toalla y abandonar la cuna o los zapatitos. Son cosas que no tienen nada que ver.

Vamos a lo concreto. 10 kilos (menos 250 g) a los 9 meses es un peso más que sobradamente generoso. Si desde los 6 meses casi no ha engordado, debía de estar como una bola. Suerte que casi no ha engordado... De todos modos, si analizamos fríamente la situación, ¿con qué dieta engordaba más? Con lactancia materna exclusiva. ¿Con qué dieta engorda menos? Con lactancia y papillas. Cualquier marciano (por referirnos a un observador imparcial) que viera los datos llegaría a la conclusión de que su hijo engorda menos por culpa de las papillas y que la solución es quitarle las papillas. En cambio, su pediatra piensa que la culpa es del pecho. Y usted misma, fanática de la lactancia como se declara, dice que no engorda «a pesar de que ya come purés y papilla de fruta». Pero ¿sabe usted cuántas calorías tiene la fruta, cuántas tiene la verdura, cuántas tiene la leche? Si usted misma quisiera adelgazar, ¿qué tomaría, más verdura o más leche?

Como no soy marciano, no creo que su hijo haya engordado menos por culpa de las papillas, sino por la edad, porque los niños cada mes engordan menos, y a partir de los 6 bastante menos, y eso es algo que un marciano no sabría. De todos modos, no descarto que las papillas hayan contribuido un poquito si toma mucha cantidad en lugar del pecho.

Recuerde: teta a demanda, toda la que quiera. Y, detrás de la teta, comida normal, en trozos, lo mismo que come usted: lentejas, macarrones, plátano, albóndigas. Nada de papillas, que son aguadas y poco nutritivas, y que no son nada educativas, porque con ellas el bebé no puede aprender a llevarse la comida a la boca, ni a «masticar» y tragar, ni a distinguir sabores y texturas. Un bebé que toma el pecho y luego un solo guisante está aprendiendo todas estas cosas. Un bebé que toma un plato entero de puré de verduras no aprende nada de eso, y encima está peor alimentado porque toma demasiada verdura y menos leche.

En cuanto a los mordiscos, casi todos los bebés muerden durante una temporada. Con paciencia y firmeza y un «no muerdas a mamá», en unos días se les pasa. Si despierto no muerde y solo muerde dormido, va a ser más difícil, ¡él no se da cuenta! Será usted la que deberá tener cuidado.

Procure apretarlo bien contra su cuerpo, cuando tienen el pecho metido en la boca hasta el fondo no pueden morder (compruébelo usted misma: puede morderse un dedo, pero no puede morderse el puño entero, tiene la boca demasiado abierta para hacer fuerza). Puede ir bien ponerse en la cama boca arriba y su hijo encima, boca abajo; el mismo peso de su cabeza asegura que esté bien pegado al pecho.

Lo de que le falte hierro... pues bueno, podría ser, la falta de hierro es muy frecuente a esta edad. Pero lo que no puede hacer su pediatra es decir «quizá tenga falta de hierro» y quedarse tan tranquila. Si de verdad piensa eso, que le haga un análisis para comprobarlo o que le dé hierro por las bravas. Y si no lo piensa, ¿para qué lo dice?

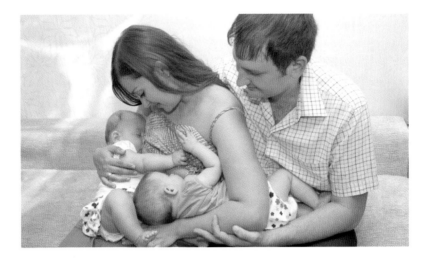

¿Cómo puedo hacer que mis gemelos mamen al mismo tiempo?

Soy madre de gemelos de 1 mes y medio, y actualmente estoy dando pecho a uno y biberón a otro, y en la siguiente toma lo hago al revés. Me gustaría pasar a la lactancia materna única, pero dando el pecho primero a uno y luego a otro porque me es difícil hacerlo al mismo tiempo ya que no maman igual de bien.

El niño se está como 1 hora al pecho, y la niña, unos 30 minutos. ¿Es normal? Esto me frena a la hora de pasarme a la lactancia materna exclusiva porque, de esta manera, se me junta con la siguiente toma. ¿Cómo puedo solucionarlo?

Pues no, no es muy habitual que a esta edad todavía estén mamando media hora, y menos aún 1 hora. Eso parece indicar que no están bien colocados, o que no maman bien, o que tienen frenillo lingual, o todo a la vez. Y el hecho de ir tomando biberón una vez de cada dos no ayuda nada a que aprendan a mamar mejor.

Habitualmente, lo que ocurre es que los bebés están demasiado separados de la madre. Muchas madres cogen al bebé poniéndole la mano en el culito, con lo que la cabecita está en el codo de la madre.

Así colocado, el bebé está demasiado lejos del pecho, se ve obligado a doblar el cuello y no puede agarrarse bien. Es importante que el bebé esté justo delante del pecho, con la nariz a la altura del pezón. Para eso, su mano no ha de estar en el culito, sino en la espalda del bebé, para que la cabecita no esté en su codo, sino en medio de su brazo. Todo el cuerpo del bebé ha de estar tocando al de la madre, bien apretado.

Muchos niños maman mejor si la madre está boca arriba (plana en la cama, o reclinada en un sofá) y el bebé encima, boca abajo. Lo abraza con la cabecita más o menos cerca de los pechos y espera; él mismo buscará y se agarrará. De ese modo, es la gravedad la que lo mantendrá totalmente pegado a su cuerpo. Normalmente un bebé de esta edad, si está bien agarrado al pecho, mama en menos de 15 minutos.

Y una vez haya aprendido a colocar bien a uno, es importante que aprenda a colocar bien a los dos a la vez. Primero, ahorrará mucho tiempo, y, segundo, al mamar los dos a la vez hay un subidón hormonal y sale más leche.

Lo mejor es que contacte con un grupo de madres (<www.fedalma.org>) donde le puedan explicar lo de la posición en vivo y en directo. Existe un grupo específico para madres de gemelos (<www.multilacta.org>). Muchas matronas y otros profesionales de la salud tienen también buenos conocimientos sobre la posición al pecho.

Necesitará ponerse al pecho a sus hijos en buena postura y con mucha frecuencia para que aumente la producción de leche y poder ir suprimiendo los biberones.

¿Se puede tener suficiente leche para trillizos?

Mi cuñada espera trillizos. Le gustaría darles el pecho, pero no encontramos mucha información sobre cómo amamantar a trillizos. ¿Cree usted que es posible? ¿Qué debe hacer?

Fabricar leche para tres no es más complicado que fabricar leche para uno. La dificultad no está en la cantidad, sino en otros aspectos que pueden influir en la lactancia:

- Las críticas y comentarios de todas las personas que dirán que no es posible.
- El trabajo agotador de cuidar a tres niños.
- La posibilidad de que uno o todos ellos sean prematuros o de bajo peso. En algunos hospitales favorecen mucho la lactancia materna de los prematuros y, de hecho, las madres de bebés prematuros dan más el pecho que otras porque reciben más apoyo. Pero, en otros centros, la lactancia materna es una auténtica carrera de obstáculos.

Es importante que alguien asesore a su cuñada con la posición. Si los niños maman bien, no habrá ningún problema, pero si maman mal los tres, puede tener grietas y dolores.

Algunos niños pasan mucho tiempo al pecho. Una madre con trillizos tiene que hacerse a la idea de que durante meses no hará otra cosa que cuidar de sus bebés. Debe tener previsto quién hará las faenas domésticas para que ella pueda atenderlos (incluyendo quién se encargará de pasear a uno de ellos mientras maman los otros dos, o si se ponen a llorar los tres a la vez). Además, necesitará ayuda durante la noche.

En el hospital es primordial darles el pecho lo antes posible, ponérselos a menudo y que no les ofrezcan chupetes ni biberones. Conviene asistir antes del parto al grupo de lactancia de la zona (después del parto le será más difícil ir a ningún sitio), y contactar con <www.multilacta.org>.

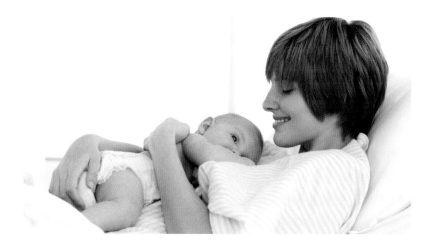

¿Puedo dar el pecho tras una cesárea programada?

Mi segundo hijo nacerá por cesárea programada, y me gustaría saber si voy a tener algún tipo de problema para iniciar la lactancia, ya que, como no se producirá la descarga de hormonas que se da durante un parto normal, tal vez no me suba la leche.

No, en principio no creo que vaya a tener especiales problemas con la lactancia. Para bien o para mal, más de un 20 % de los niños en este país nacen por cesárea, y eso no les impide tomar el pecho.

Las posibles dificultades vienen de que en algunos hospitales madre e hijo están separados muchas horas después de una cesárea. Pero también hay hospitales en los que el bebé ya está en contacto, piel con piel, con su madre, y mamando si le apetece, mientras el ginecólogo acaba de coser la herida. Así que lo que debe hacer es averiguar cómo lo hacen en el hospital de su ciudad (o en los hospitales, si hay varios y puede elegir), e insistir para que la separen lo menos posible de su hijo.

Incluso si la separan de su hijo un montón de horas, podrá darle el pecho. Pero, claro, es más fácil si todo se hace bien desde el principio. Es muy útil acudir durante el embarazo a un grupo de madres, que la asesorarán al respecto.

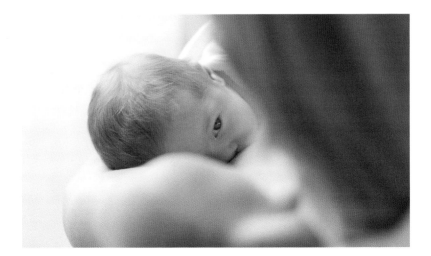

¿Puedo dar el pecho después de una reducción de mamas?

Hace 15 años me sometí a una reducción de pecho. Ahora tengo una niña de 1 mes y me está resultando muy difícil la lactancia, pues parece que tengo poca leche. Me gustaría que se alimentase solo de pecho, aunque nunca he tenido una verdadera subida de leche, y he tenido que ir aumentando los suplementos. ¿Qué puedo hacer?

En ocasiones, después de una operación de reducción de pecho, no sale ni gota de leche (¡no es el caso!), y en otras ocasiones sí que sale algo, pero no lo suficiente. La única manera de saber si puede producir suficiente leche o no es intentándolo.

Dele el pecho todas las veces que pueda y en la mejor posición posible. Si son 14 veces al día, mejor que 12. Lo importante es que tenga la boca muy abierta, el pecho metido hasta el fondo y todo el cuerpo muy pegado al suyo. Si, a pesar de todos los intentos, parece que su hija no mama bien —lo reconocerá porque está mucho rato enganchada y no suelta el pecho, y porque duele—, practique la compresión del pecho (busque en internet «compresión del pecho»).

Además, sáquese leche varias veces al día, 6 u 8, si puede. No importa que solo salgan 10 ml; la única manera de que salga más leche es sacándola; o la saca la niña o se la saca usted. La leche no va a salir sola. Incluso si el bebé no mama, sacándose usted leche, la leche sale.

Si le pilla el truco a sacarse la leche con la mano, le será más fácil y cómodo que con cualquier sacaleches. Porque, a mano, puede hacerlo en cualquier momento. Después de cada toma, sáquese lo que haya quedado; da igual que solo sean 5 ml y que solo esté tres minutos para hacerlo. Es más eficaz sacarse leche muchas veces pero poco tiempo. Lo ideal sería practicar la llamada «extracción poderosa» (búsquelo en internet), o acercarse lo más posible:

- Extraerse 10 minutos en total cada 45 a 60 minutos, además de las tomas.
- Cuando consiga sacar 15-20 ml por hora, extraiga 20 minutos en total cada 2 horas.
- Cuando consiga 40 ml cada 2 horas, reduzca a 6-8 extracciones de 30 minutos al día.

En pocos días la cantidad de leche suele aumentar muchísimo.

Si es usted persistente, si le da el pecho muchas veces al día, y se saca leche varias veces al día, verá que cada día le irá saliendo más. Por supuesto, la leche que se saque se la da a su hija antes que cualquier suplemento de leche artificial. Al principio, si solo son 5 ml, mejor désela con una jeringuilla, porque, si mete tan poca leche en un biberón, esta se quedará pegada a las paredes.

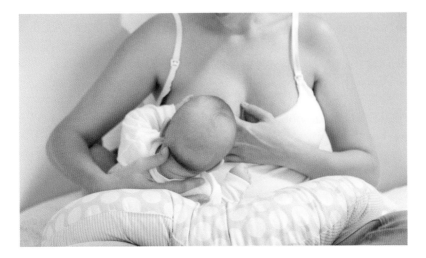

¿Qué es la crisis de lactancia, o la de los 3 meses?

Mi bebé de 8 semanas está nervioso durante las tomas y llora por la tarde y noche. Mis pechos están más fofos que antes. Me han dicho que debe de tratarse de una crisis de lactancia.

El término «crisis de lactancia» es ambiguo. Básicamente se refiere a ciertos períodos en los que la madre cree, erróneamente, que no tiene leche. Si da el pecho a demanda, sale más leche, y asunto resuelto; si le entra el pánico y mal aconsejada empieza a dar biberones a su hijo, sale menos leche.

Hace años, unos científicos midieron la cantidad de leche durante esos días en los que la madre se queja de que «el niño se queda con hambre, porque me he quedado sin leche» y comprobaron que la cantidad de leche no había disminuido.

Yo suelo llamar «crisis de los 3 meses» (por supuesto, no es exactamente a los 3 meses) al pánico que les entra a muchas madres más o menos a esa edad, porque se juntan varios factores, que son normales, pero que nadie había advertido a la madre que podían pasar:

- Los pechos antes parecían llenos y se llenaban aún más entre las tomas; ahora parecen siempre vacíos (¡pero no lo están!) y blandos.
- La leche goteaba, había que usar un empapador en el sujetador; ahora ya no gotea.
- La madre se notaba al comienzo de cada toma la bajada de la leche; ahora ya no se la nota.
- El bebé estaba más de 20 minutos en un pecho; ahora acaba en cinco 5 o en 2 minutos, y, si le intentan obligar a mamar más, se enfada.
- Hacía varias cacas al día; ahora está varios días sin hacerla (no es estreñimiento y no hay que tomar medidas).
- Engorda cada mes menos que el anterior (¡claro!).
- A partir de los 4 o 5 meses suele empezar a despertarse varias veces cada noche.

En estas circunstancias la madre que no tiene a nadie a quien consultar, se asusta y piensa que se ha quedado sin leche de repente.

Para pasar las crisis lo único que hay que hacer es seguir dando el pecho, no intentar obligar a mamar al niño cuando no quiere mamar, y no darle ningún biberón.

¿Dar el pecho calma los cólicos?

Tengo un bebé de tan solo 3 semanas que sufre cólicos. Parece que lo único que le calme sea el pecho, pero esto hace que lo tenga pegado al pecho prácticamente todo el día. Come, se tranquiliza y se duerme. ¿Es normal o debo limitar sus tomas?

Sí, es normal que su hijo tenga cólicos. Está en la edad típica. Hacia los 3 meses se le irán pasando. Y desde luego es normalísimo que se tranquilice con el pecho. Me asombra que me pregunte si debería limitar las tomas; y si le digo que sí, ¿cómo lo hará? Usted misma ha comprobado que el pecho es lo único que calma a su bebé; haría falta mucho valor (o muy poca prudencia) para atreverse a limitarle las tomas.

Por supuesto, hay que asegurarse de que no exista ningún problema con la lactancia. Si le duelen los pechos cuando su bebé mama, o si, a pesar de tanto mamar, engorda muy poco, lo que podría ocurrir es que no esté mamando bien y por eso necesita mamar mucho rato. Es importante que esté bien pegado a usted; todo su cuerpecito debe estar en contacto con el suyo, con la boca muy abierta y el pecho metido hasta dentro.

Ahora bien, si el niño engorda y a usted no le duele nada, pues simplemente es que el pecho le sirve de consuelo para sus cólicos. Es posible, pero no seguro, que si lo consuela por otros medios no necesite mamar tanto. Por ejemplo, podría probar a llevarlo todo el día colgado en una bandolera. El estar separado de la madre suele exacerbar el cólico (aunque algunos bebés lloran incluso pegados a la madre). Pero no se trata de intentar que mame menos porque eso no es ningún objetivo, ¿qué ventaja iba a tener que mame menos? Se trata simplemente de encontrar en cada momento la actividad que más lo consuela y mejor lo tranquiliza.

¿Es bueno establecer unos horarios para las tomas?

Soy madre de dos niños, y actualmente le estoy dando el pecho a mi segundo hijo. Estoy disfrutando mucho con esta segunda maternidad, ya que la lactancia está resultando exitosa. Me han ayudado mucho las clases de mi matrona y su libro, que he consultado a menudo.

Me siento muy satisfecha porque veo a mi hijo sano y feliz; las sensaciones que experimento a su lado son maravillosas y la comunicación entre nosotros es especial. Le ofrezco el pecho a demanda olvidándome del reloj.

Sin embargo, se me plantea una duda: ¿debo establecer unos horarios para las tomas ahora que tiene 4 meses? Por otro lado, también me pregunto si es bueno que lo mantenga sobre mi pecho por las noches, ya que a veces es la única forma de que se duerma.

Pues no, no hay que establecerle ningún horario. ¿Para qué? Sí, ya sé que lo dice mucha gente; pero ¿para qué?

Solo hay dos maneras de dar el pecho:

- Darle el pecho cuando quiere mamar, y no dárselo cuando no quiere mamar.
- Al revés: darle el pecho cuando no quiere mamar, y no darle el pecho cuando sí quiere mamar.

Lo segundo, francamente, aparte de irracional y absurdo, me parece muy difícil de llevar a la práctica. Por supuesto, habrá momentos en los que usted no podrá darle de mamar. Si tiene que ir al cine o a la peluquería, puede intentar darle el pecho antes de salir, aunque su hijo no se lo haya pedido, para que así aguante sin problemas un par de horitas. Pero si usted no va a salir de casa, despertarlo para darle el pecho o dejarlo llorar media hora para no dárselo es ridículo.

Y, por la noche, pues usted misma lo dice: si es la «única forma de que se duerma», ¿qué otra cosa puede hacer? ¿Cómo puede ser malo, si así es como se duerme (y, por tanto, así es como mejor duerme usted)?

¿Puedo darle únicamente pecho en vacaciones?

Tengo una niña de 8 meses. Dentro de 2, nos iremos de vacaciones y nos alojaremos en un hotel. Mi hija tendrá entonces 10 meses, y me pregunto si podría perjudicarle que le diera potitos durante esa semana.

Toma únicamente leche materna y las frutas y verduras que su pediatra nos dijo que le diésemos. A mí me gusta darle frutas y verduras naturales, y nunca le hemos dado potitos.

Me preocupa que no le gusten, y mi duda es: si no los quiere, ¿podría pasar esa semana solo con lactancia materna?

Por supuesto que no pasa nada porque esté una semana tomando solo pecho. Bueno, podría pasar una cosa: que su hija engorde más que ahora, porque la fruta lleva muy poco alimento y la verdura casi nada.

De todos modos, lo mejor es que se olvide de los purés y que empiece ya a darle a su hija comida normal, en trozos, sin triturar. Lo mismo que come usted: macarrones, pan, fideos, garbanzos, lentejas, pollo, plátano... Deje que sea ella misma la que lo coja y se lo lleve a la boca. De este modo, cuando esté en el hotel, seguro que habrá cosas que pueda comer. Como mínimo, en todos los hoteles tienen pan.

Si busca «baby-led weaning» en Google, verá docenas de bebés comiendo comida decente, ellos solitos, aprendiendo y disfrutando. Libérese de las papillas.

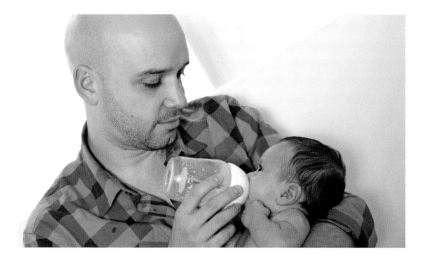

Mi hijo no engorda con el biberón, ¿es normal?

Tengo un bebé de 2 meses y medio, al que le doy biberón desde que nació.

Hasta hace dos semanas se lo tomaba muy bien y lo reclamaba cada 3 horas más o menos, pero ahora parece estar desganado, ya que no quiere comer ni cada 3 ni cada 6 horas; así que cada 3 o 4 horas intento darle un biberón de 120 ml, pero solo consigo que tome unos 90 ml, y eso después de insistir durante 1 hora, engañarle con el chupe y que llore y se ponga tieso como un garrote.

Llevamos así 15 días, en los que ha engordado 70 g en una semana y 50 g en la siguiente. Se lo he comentado a su pediatra, pero como mi bebé tiene un aspecto estupendo porque nació con 3,700 kg y además se le ve muy feliz, pues no le da importancia.

Yo ya no sé qué pensar, ni cómo actuar, porque resulta desesperante darle los biberones mientras llora, viendo que está desganado y encima engañarle con el chupe.

¿Podría ser que no le gustase la leche? Le he cambiado la marca para probar y nada.

¿A los cuántos meses se les comienza a echar cacitos de cereales sin gluten? Quizá cambiando el sabor de la leche...

Su hijo come ahora menos que antes, y eso solo puede deberse a dos motivos:

1. No necesita comer tanto como antes.
2. Está enfermo.

En cualquiera de los dos casos, no se le tiene que obligar a comer. De ninguna manera, bajo ningún concepto, con ningún método. Si está sano y está comiendo lo que necesita, no debe comer más, porque enfermaría. Y, como no puede comer más, no comerá más; es decir, todos los trucos que pueda usted imaginar para hacerle comer no le harán tomar ni un sorbo de más. Lo único que conseguirá es que sufra y que vomite, y si come un poco más por la mañana, comerá un poco menos por la tarde. Si, por el contrario, está enfermo, o si ha perdido el apetito porque tiene una infección de orina, una otitis o cualquier otra cosa, no se va a curar porque le meta usted la leche con un embudo. Una vez más, solo conseguiría hacerle desgraciado y que vomite. Pero si el médico diagnostica su enfermedad y le da el tratamiento adecuado (o si pasan unos días y se cura solo, como suele ocurrir con los virus), él solo recuperará el apetito y comerá a gusto y contento.

Las dos situaciones se distinguen por el peso. Si su hijo aumenta normalmente de peso, quiere decir que ha comido lo suficiente y que no hay que hacer nada. Si ha aumentado muy poco, y no digamos si ha perdido peso, quiere decir que tiene que llevarlo al pediatra para que lo mire a fondo.

Es raro que la pérdida de peso sea el único síntoma de una enfermedad. Si su hijo estuviese enfermo, probablemente habría tenido también fiebre, o diarrea, o vómitos, o tos, o habría llorado mucho como si le doliese algo, o como mínimo habrá estado triste y apagado (no solo a la hora de comer). Si está contento, sonríe y se comporta como siempre, es muy poco probable que esté enfermo.

De momento, ha engordado 120 g en 2 semanas, lo que representaría 260 g en un mes. Es poco, pero tampoco para echarse a temblar, y sobre todo 2 semanas es demasiado poco para valorar una diferencia tan pequeña. Si hubiera perdido medio kilo en estas 2 semanas, sí que sería preocupante; lo que le «falta» de engorde es tan poco que habrá que esperar 2 semanas más para comprobar si realmente está ganando poco o si ha sido solo una oscilación pasajera. Podría tener la gripe, y un bebé, aunque no pueda explicarlo, también puede tener un dolor de cabeza o dolerle todo el cuerpo y querer meterse en la cama.

Es posible que dentro de unos días se le pase la gripe o lo que sea y coma como antes, o es posible que siga comiendo «poco» y engordando «lo justo» (engordar «lo justo» es totalmente normal; lo malo es engordar «menos de lo justo»). Piense que la cantidad de leche que le recomienda su pediatra o que pone en la lata es solo orientativa, y que siempre está calculada generosamente para que sobre. Cada niño necesita una cantidad de comida distinta; si en la lata pone «180», probablemente quiere decir que necesitan digamos entre 100 y 160 ml.

Así que, sobre todo, pase lo que pase, no haga nada para que se acabe los biberones. En cuanto vea que su hijo no quiere, se lo deja de dar. Si es desesperante para usted, ¿cómo cree que es para él? Más desesperante aún. Si la comida se convierte en un suplicio, el niño comerá menos todavía. Lo que él necesita es respeto y muchos mimos.

Aunque mucha gente echa cacitos de cereales en los biberones, personalmente me parece una mala costumbre. El biberón es para la leche, y los cereales se comen con cuchara. En todo caso, los niños no deben tomar absolutamente nada más que leche hasta los 6 meses; y sobre todo su hijo. Si no come más, es porque no quiere, porque no tiene hambre. Si le diese leche con cereales, él lo que haría es comer menos cantidad, con lo cual tomaría menos leche y más harina. Y la leche alimenta mucho más que la harina. Encima que come poco, al menos que ese poco sea leche, con todos sus nutrientes y vitaminas.

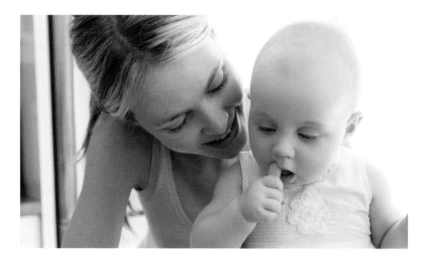

He vuelto al trabajo, ¿cómo puedo organizar las tomas?

Tengo una niña de 9 meses y seguimos con lactancia materna exclusiva. Ella está sana y feliz, y actualmente pesa 10,070 kg.

Desde los 6 meses empezamos a ofrecerle alimentos. Al principio no mostraba mucho interés, llegó a chupetear un poco de pan y algo de fruta. Pero, desde entonces, nada, absolutamente nada. Rechaza cualquier alimento que se le ofrece, y también la cuchara (cierra la boca, vuelve la cara...).

Nos ve comer, le ponemos lo mismo que a nosotros, etc. Pero se limita a coger y a manosear la comida con las manos; aun así, no se lleva nada a la boca, ni siquiera hace ademán.

Esto no le ocurre solo con la comida: no explora ningún objeto con la boca, no chupetea los juguetes como la mayoría de los bebés. No obstante, ella sí se mete en la boca, en ocasiones, su propia mano, sus dedos... pero nada más. Y si alguna vez se le ha metido en la boca (a veces la forzamos un poco más de la cuenta) algún granito, miga o pulpa de algo, ocurre lo mismo: arcadas e incluso vómitos.

No sé hasta cuándo podemos o debemos esperar a que empiece a tomar alimentos sólidos por iniciativa propia —por el tema de que tenga carencias—, o si hay alguna prueba que se le pueda realizar para descartar alguna patología.

He oído hablar de algo llamado «hipersensibilidad sensorial» que puede afectar a la alimentación; pero no sé si podría tratarse de eso, o simplemente que va más retrasada que el resto de los bebés en este aspecto y que poco a poco irá avanzando por sí sola.

Muchos bebés no quieren tomar nada más que leche hasta los 10 u 11 meses o más. Y su hija, en vista de su salud y de su peso, no parece que necesite más comida de la que toma.

Sí, irá comiendo. No todos los niños tocan el piano, no todos juegan al baloncesto, ni siquiera todos aprueban la ESO, pero todos comen, de eso no le quepa duda. Comerá.

Y antes de que alguien se lo sugiera: sería absurdo quitar o reducir tomas de pecho para que la niña tenga hambre y coma otras cosas. Porque el pecho es el alimento más saludable y completo que puede tomar. Sería razonable darle a un niño menos caramelos para que coma más fruta, pero no tendría sentido darle menos fruta para que coma más caramelos.

El único nutriente que en teoría su hija podría necesitar es el hierro. Pero muchos bebés no tienen carencias, y el suyo, con esos 10 kilos de peso, es probable que tampoco las tenga. La falta de hierro suele producir pérdida de apetito y, por tanto, estancamiento en el peso. En caso de duda, puede comentarlo con el pediatra; si él lo considera necesario, le recomendará dar a su hija un suplemento de hierro en gotas.

Lo importante no es que el bebé coma mucho, sino que establezca una buena relación con la comida. Y, para eso, es fundamental no intentar obligarle jamás.

A mi hijo de 5 meses le gusta más el biberón que el pecho, ¿qué debo hacer?

Desde que probó el biberón en la guardería en algunas tomas, mi hijo de 5 meses se enfada cuando le ofrezco el pecho y no se tranquiliza hasta que le doy un biberón. He notado que no se queja cuando el pecho está muy lleno, sino solo cuando tiene que esforzarse un poco.

En primer lugar, ¿esos biberones que le dan en la guardería son de leche materna? Si son de leche artificial y el niño hace menos tomas de pecho, la producción de leche materna disminuirá y, para mantenerla, convendría que se sacase leche para llevarla a la guardería.

Por lo demás, ¿cómo evitar que su hijo deje de tomar el pecho? En principio, no dándole otra cosa, porque no estamos ante una huelga de lactancia, en la que un bebé se niega a mamar y no hay más remedio que sacarse la leche y dársela de otra forma.

Su hijo a veces mama y a veces no, parece que lo que más está influyendo es la comodidad de que por el biberón la leche sale más rápido. Lo primero es no darle ningún biberón en casa. Si en alguna toma no quiere pecho, ya lo querrá en otro momento.

También sería conveniente que en la guardería dejasen de darle biberón y le ofrecieran la leche en un vaso pequeño.

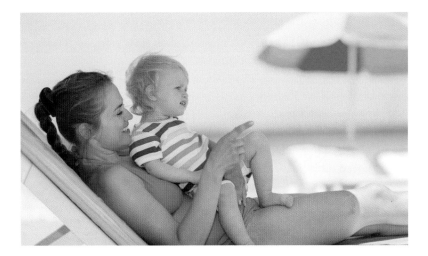

¿Cómo puedo hacer para destetar felizmente a mi hijo de 3 años?

Mi hijo menor tiene 3 años y 5 meses. Mide unos 104 cm, pesa unos 17 kg, es más feliz que una lombriz y toma teta. Aunque la que está realmente feliz soy yo por la suerte que tengo con mis tres hijos (que son unos soles), y por los ratitos de teta en los que el más pequeño me acaricia la cara, me cuenta cómo le ha ido en el cole o canturrea.

Hace 2 o 3 tomas al día: en cuanto se despierta por la mañana y antes de acostarse por la noche, y la otra cuando duerme la siesta en casa los fines de semana o cuando algo no ha salido como él esperaba y necesita tranquilizarse.

Este verano, al acercarnos a los 3 años y cambiar de rutinas, pensé que sería un buen momento para empezar el destete (con el «no ofrecer-no negar» que usted propone), porque me pareció que entrábamos en una edad razonable para «hacernos mayores». Pero lo de verme en la playa en bikini provocó todo lo contrario: chupitos de teta a discreción, 4 o 5 veces al día. Así que finalmente no pudo ser.

Y lo hablamos, y mi hijo sabe que nadie, salvo él, toma teta en su clase. «Pero yo sí...», me contesta tan contento. Vamos, que le da igual y no tiene ningún interés en dejarlo. La teta está muy incorporada en sus rutinas y, si intentamos cambiarlas o proponer sustitutivos atrayentes, es él quien nos recuerda que así no es, que lo estamos haciendo mal y que toca teta.

No tengo prisa (no voy a negar que ha surgido cierta presión por parte de mi entorno, aunque nada machacona, la verdad), pero también me apetecería salir de cena con mi marido o con mis amigas, hacer una escapada de fin de semana sin niños… Aunque sé que el día que lo deje me dará pena no tener ya un «bebé».

¿Cómo puedo hacer para destetarlo felizmente? O ¿cuánto tiempo debo esperar para que se destete él solito?

Pues ya lo ve: con la adecuada perspectiva, los niños que no comían ahora comen, los que comían demasiado tampoco era para tanto, los que se despertaban por la noche ya no se despiertan, los que pedían brazos ya no se dejan abrazar… La mayoría de las preocupaciones de los padres desaparecen con el tiempo, y la suya no va a ser menos. Porque, si algo puedo prometerle, es que dentro de 10 años su hijo ya no mamará.

Los niños se destetan ellos solitos habitualmente en algún momento entre los 2 años y medio y los 4, aunque también se ven algunos que continúan hasta los 5, 6 o 7 (me han contado de 8, pero nunca lo he visto). Ojo, antes del destete, suelen pasar por una temporada en la que no maman menos, sino más que antes. Yo la llamo «la traca final».

A esta edad, se puede negociar con los niños: «No se puede tomar teta en la calle», o «No se puede cuando vamos de visita», o «Solo por la mañana y por la noche al acostarse», o «Cuando quieras teta, tienes que usar la palabra X (la que ustedes elijan), porque hay gente envidiosa que si se entera de que tomas teta luego nos critica».

Algunas madres han usado el sistema de los «tickets restaurante»: el niño tiene tres o cuatro (o los que sean) cartoncitos «vale por una mamada» cada día, y se los gasta cuando quiere, y si se acaban, se acaban (por supuesto, un buen «restaurante» siempre está dispuesto a ofrecer ocasionalmente una comida gratis a un cliente de toda la vida que, por imprevisión, se queda un día sin tickets y lo está pasando realmente mal).

Otros niños pactan fechas de destete: «¿Cuándo dejarás la tetita?», y llegan a un acuerdo: «A los tres años» o «En verano» o «Cuando empiece el curso que viene». Sé de niños que, al llegar el día elegido, han dicho «Mamá, la última tetita», le han dado un beso de despedida y no la han vuelto a pedir nunca más. También sé de otros que, al llegar el día señalado, han pedido, suplicantes, seguir un año más (¿y qué nos extraña? ¿Cuántos adultos han dicho «En enero empiezo el régimen, dejo de fumar, me apunto al gimnasio» y luego no han podido?).

Por otra parte, destetar no es un requisito previo para salir de cena. ¿Que solo duerme con teta? Pues bueno, cuando usted salga, si su hijo no tiene teta, tal vez duerma o tal vez no. Pero no pasa nada. Se empieza poco a poco; por ejemplo, se va usted al cine con las amigas (así el niño está con el padre) y al salir llama: si su hijo está desesperado vuelve, si no, al restaurante. Si no hay problemas, la próxima vez manda al niño con los abuelos, y lo mismo. Más difícil todavía; niños en casa de los abuelos: si a las doce o a la una de la madrugada el niño está desesperado, al rescate; si resulta que se durmió, pues ahí se queda hasta mañana (y usted con el móvil a mano, por si llaman los abuelos, desesperados, a las tres de la madrugada). Cuando ya ha dormido algunas noches aisladas con los abuelos sin problemas se puede pensar en una escapada de fin de semana...

Es ir tanteando con prudencia y ver cómo reacciona el niño.

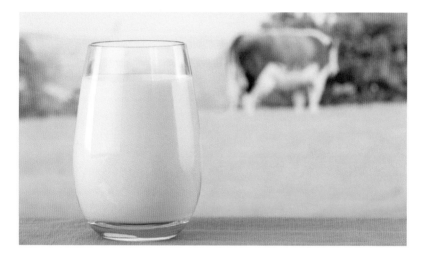

¿Qué leche debe tomar tras el destete?

Mi hijo tiene 11 meses y en breve quiero empezar a destetarlo. La razón es que ya estoy muy cansada y me apetece. La verdad es que me angustia que este período resulte difícil y, por supuesto, no quiero que ese proceso sea dramático para mi hijo, pero necesito hacerlo.

Quisiera preguntarle qué tipo de leche debo darle, ya que tampoco le he dado cereales con leche de fórmula. Además, añadir que ha estado estos últimos días con fiebre y tiene mucha mucosidad, solo toma pecho y no come nada más. La pediatra también ha puesto en duda el valor nutritivo de la leche. La verdad es que me dan un poco de rabia estas opiniones tan encontradas sobre algo tan viejo como la leche de una madre. Pero lo que quisiera saber es si puedo estar tranquila estos días hasta que mi hijo se recupere si solo quiere tomar pecho.

Qué tipo de leche darle a un bebé depende de la edad. Cuando toman el pecho hasta la edad normal, 2 o 3 años, no es «obligatorio» que tomen después ninguna otra leche (y si toman, tanto da una que otra). Si tienen entre 1 y 3 años, conviene que tomen leche, por ejemplo leche de vaca entera normal y corriente. Los fabricantes de leche artificial hacen propaganda para que usemos leche de continuación o de «crecimiento» hasta los 3 años, pero no es más que una maniobra comercial (claro, ellos prefieren vender leche cara a vender leche barata). Lo que es importante es que sea leche entera, porque la leche materna tiene más grasa que la leche entera, y por tanto lo que es absurdo es darles leche desnatada o semidesnatada. Y las leches de «crecimiento» son semidesnatadas.

Si es antes del año, es mejor darles leche artificial para bebés. Pero tampoco viene de medio mes; no sé si le sale a cuenta empezar ahora con leche adaptada para cambiársela tan pronto.

En todo caso, el problema del destete no es qué darles a cambio de la leche. Eso es lo de menos. El problema es que el pecho es mucho más que comida; es cariño, consuelo, contacto... y todo eso hay que dárselo por otros medios. Para destetar a un niño hay que cogerlo más en brazos, hay que llevarlo más al parque, hay que jugar más con él, cantarle más canciones, contarle más cuentos, hacerle más cosquillas... tenerlo tan entretenido que ni se acuerde de pedir el pecho. Destetar a un niño es agotador, y las madres que dan el pecho durante 3 años lo hacen por comodidad, porque es la forma más rápida y cómoda de tener al niño contento y callado, porque es algo que pueden hacer sentadas...

Por supuesto, el destete es más difícil cuanto más rápido lo quiera hacer. En español, llamamos «destete» al fin completo de la lactancia, «lo desteté el viernes». En inglés, en cambio, la palabra *weaning*, que según el diccionario significa «destete», en realidad se usa más como «alimentación complementaria» (busque «baby-led weaning» en Google), pues para ellos el destete no es un momento, sino un período, a veces una etapa larga, desde la primera comida sólida a los 6 meses, hasta la última mamada a los 2 años o a los 5, o sabe Dios. En este sentido, usted ya lleva varios meses destetando a su hijo.

Por supuesto, puede estar tranquila si estos días, con el resfriado, su hijo no quiere más que pecho. De hecho, es una de las grandes ventajas de la lactancia materna: aunque estén enfermitos y dejen de comer otras cosas, casi siempre siguen tomando el pecho, que es precisamente lo que más alimenta (aunque algunos pediatras no lo sepan).

BUENAS POSTURAS

Él solito busca el pecho

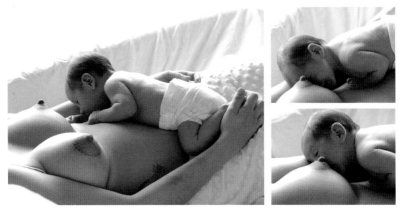

Ponemos a Daniel, de 10 días, encima de su madre y dejamos que él solo busque el pecho. Poco a poco se acerca hacia el pezón, apoyando sus pies en las manos de mamá que le envuelven amorosamente. Llega al pecho, levanta la cabeza (con su brazo izquierdo, mamá impide que la cabecita se le caiga hacia ese lado), se coloca sobre el pezón y se agarra. Han pasado 3 minutos, aunque otros niños tardan más de media hora.

... y se engancha de forma natural

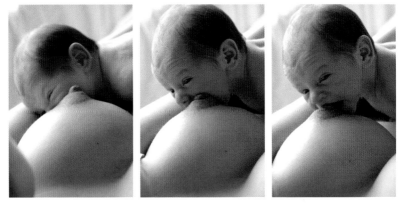

La mayor parte de la areola está por encima de la boca del bebé, porque el pezón no está en el centro de la boca, sino en la parte superior. Así tiene sitio para poner la lengua y mamar. La cabecita está doblada hacia atrás, de forma que el mentón baja y la nariz sube, así el bebé mama y respira sin problema.

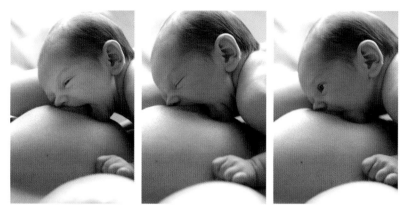

Mamá le acaricia, le dice cositas tranquilizadoras, pero deja que sea Daniel el que busque a su ritmo, sin meterle prisas. Así suelen agarrarse muy bien y en excelente posición.

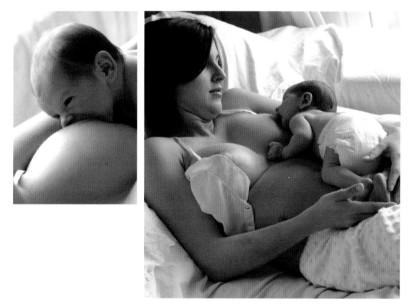

Cuando Daniel nota que no está bien del todo (arriba a la derecha), él mismo se recoloca (abajo a la izquierda), abre la boca y se vuelve a agarrar abarcando aún más pecho. Los bebés tienen esa asombrosa capacidad durante los primeros meses, es el agarre espontáneo. El contacto piel con piel ayuda a despertar estos reflejos en el recién nacido y da a madre e hijo una gran sensación de paz y cercanía.

Amamantar sentada

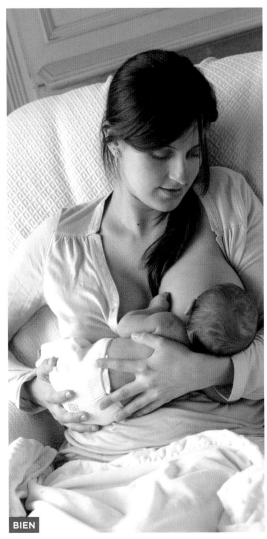

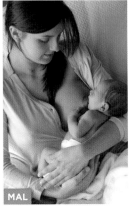

MAL

Con la mano en el culito y la cabeza en el codo de mamá, Daniel está muy alto y se le escapa el pezón. Otras veces el bebé dobla el cuello y su mentón se separa del pecho.

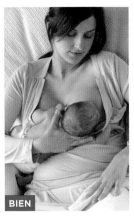

BIEN

BIEN

La mamá pone la mano en la espalda de su pequeño y le coge el culete con la otra. Así la cabeza de Daniel queda frente al pecho, sobre el antebrazo de su madre y no en el hueco del codo. Es importante que todo el cuerpecito del bebé (pechito, barriga, piernas) toque a la mamá, que esté bien pegado.

Con un solo brazo, mamá sujeta las piernas, el culito y la espalda, dejando libre la cabeza de Daniel, y le queda libre el otro para acariciarle.

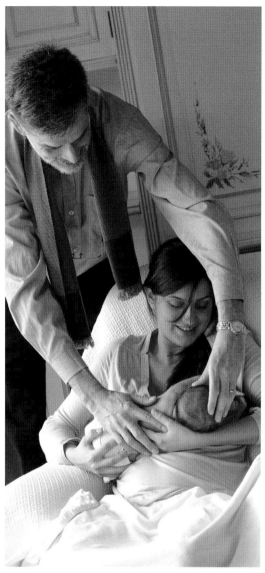

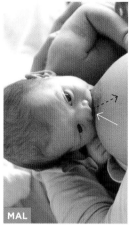

MAL

El eje de la cabeza del bebé y el eje del pecho están formando un ángulo. Daniel tiene que hacer un esfuerzo para coger el pezón. La toma puede ser larga y dolorosa.

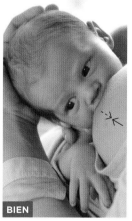

BIEN

Ahora sí, el pecho y la boca se encuentran correctamente alineados. Daniel está cómodo y bien enganchado, mamará cuanto necesite.

No te dejes engañar por la foto porque estoy tocando donde no hay que tocar. Le estoy diciendo a la mamá: «Empuja aquí, sin miedo, entre sus hombros, pegándole a ti, pero no por la nuca, pues eso les enfada. En esta posición, la nariz sube y se separa del pecho (ver foto derecha).

Bien pegado a mamá

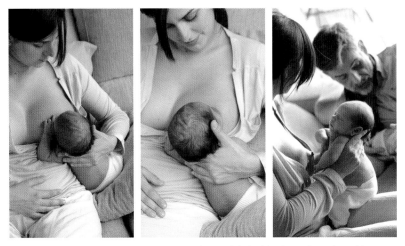

Es útil conocer otras posturas e ir variando. La del «balón de rugby» viene bien tras la cesárea y para amamantar a gemelos. Al principio, Daniel está demasiado tumbado. Estaría bien si los pechos apuntasen hacia abajo. Pero los pechos de su mamá apuntan hacia delante y el bebé tiene que estar un poco más vertical.

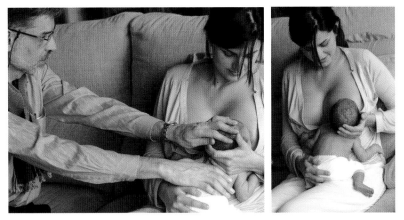

La «posición de caballito» es muy buena para los bebés con frenillo, que no se agarran tan bien. No lo habíamos dicho hasta ahora, pero Daniel tiene un frenillo submucoso, de los que no se ven pero se palpan, porque es como un tabique duro al pasar el dedo por la lengua. No, no le estoy empujando por la nuca. «Mira, si le empujas así por la espalda, el niño echa la cabeza atrás, baja más la mandíbula y mama mejor.»

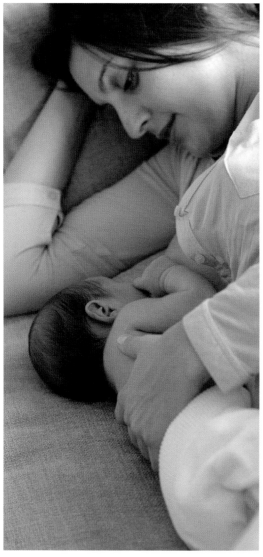

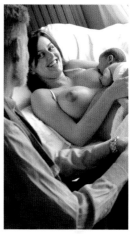

El lugar natural del bebé es el espacio que queda entre la barriga de mamá y el otro pecho, incluso con cesárea (no dará patadas en la herida).

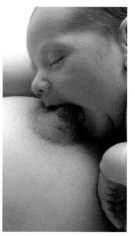

Muchas mamás dan las tomas nocturnas tumbadas de lado. El problema es que hay que empujar todo el rato al bebé por la espalda o se separará (y entonces muerden el pezón y hacen daño). Mamá tendrá que mantenerse despierta para empujarle; en cambio, si tiene al bebé encima (ver foto arriba a la derecha), podrá dormir mientras su hijo come.

La postura es buena y la toma ha ido bien. El bebé acaba de mamar, suelta el pezón y cierra los ojitos con cara de satisfacción. ¡Hasta pronto!

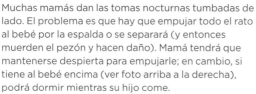

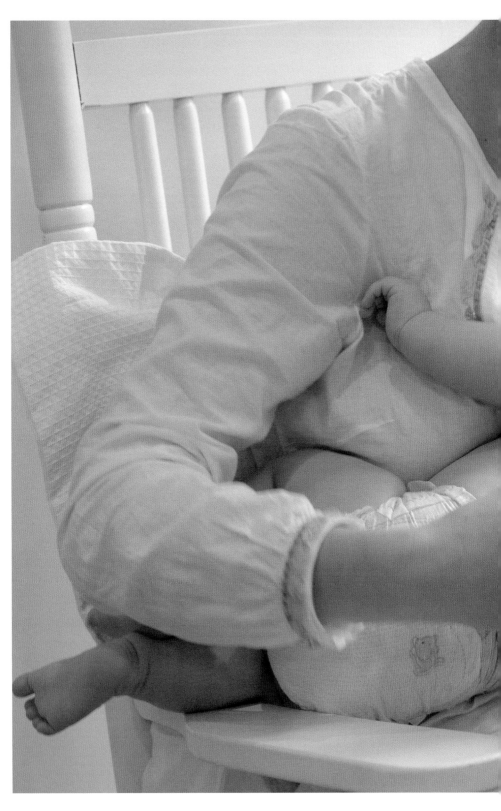

QUÉ PUEDO
HACER DURANTE
LA LACTANCIA

¿Hay que seguir una dieta especial
para amamantar?
¿Conviene que deje el café?
¿Sigo con mis medicamentos?
¿La lactancia y el deporte
son compatibles?
¿Puedo teñirme el pelo?
¿Y donar sangre?

No hay que comer más
de lo habitual ni privarse de
determinados alimentos por dar el
pecho. Solo se debe mantener una
dieta sana y equilibrada
y no obsesionarse. Estas son
las respuestas a las dudas
más frecuentes sobre hábitos,
alimentación de la madre
y lactancia.

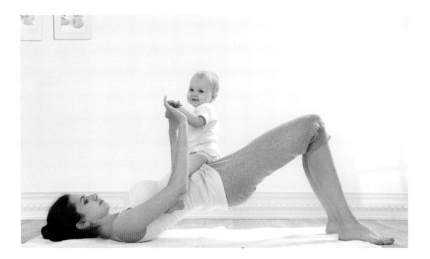

Ejercicio y lactancia materna

Soy madre primeriza y hago ejercicio de manera moderada: nado y hago karate (sin contacto físico), y en casa tonifico los músculos. La cuestión es que en ocasiones noto como si me subiera la leche durante el ejercicio.

El ejercicio durante la lactancia no está en absoluto contraindicado. Se ha observado después de un ejercicio físico intenso —hablamos de atletas profesionales tras un entreno— que el bebé puede en alguna ocasión rechazar el pecho, tal vez en parte por el sabor salado del sudor en el pezón (basta con lavar un poco el pecho y secarlo), o tal vez por la presencia de ácido láctico en la leche (el mismo ácido láctico que se acumula en los músculos y produce las agujetas). Pero es un problema leve y pasajero; al cabo de un rato el ácido láctico se ha ido y el niño tiene más hambre y acaba mamando lo que haya.

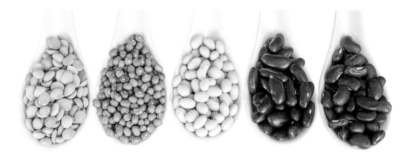

¿Se pueden comer legumbres?

En primer lugar, quiero que sepa que tuve la gran suerte de que una amiga me regalara uno de sus libros estando yo embarazada. Tras leerlo, me di cuenta de que iba a ser una dictadora con mi hijo, yo, la gran defensora de los derechos humanos, y resulta que me parecía lógico someter a mi voluntad precisamente al ser más importante de mi vida. No se trataba de una decisión meditada, simplemente pensaba dejarme llevar por la corriente, pero cayó en mis manos su libro y me hizo reflexionar, ¡menos mal! Me alegro de que haya sucedido en el mejor momento, y seguro que mi bebé de 3 meses también se lo agradece; ¡está «malcriadísimo»! Eso sí, no nos libramos de las críticas y de los consejos bienintencionados... que, a veces, me hacen dudar, pero ahí está usted, recordándome que el camino que yo he elegido es el del amor y el respeto y, que si en algo me equivoco, al menos podré decir que no fue haciendo sufrir a mi hijo.

Y ahora llega el momento de las dudas. Así como dicen que lo que come la madre puede afectar a las propiedades organolépticas de su leche (en mi caso como absolutamente de todo, incluidas coles y coliflores y especias como curry, y parece que mi hijo ni se inmuta), ¿es posible que pasen efectos como la flatulencia de las legumbres? No soy una persona sistemática, en general dejo que las cosas fluyan, por lo que no puedo establecer una relación entre las veces que he comido legumbres y las tardes más inquietas de mi hijo, pero se me ocurrió que algún estudioso o estudiosa ya lo habrá investigado.

Que yo sepa, el único alimento cuyo efecto sobre la leche materna ha sido estudiado ha sido el ajo: <www.ncbi.nlm.nih.gov/pubmed/1896276>. La conclusión fue que a los bebés les gusta el ajo, lo que no debería extrañarnos porque a muchos adultos nos gusta.

La leche materna es la vía por la que los bebés se acostumbran a reconocer y apreciar los sabores de la dieta familiar. Por tanto, lo mejor es que la madre coma de todo (de todo lo que suele ella comer, por supuesto; tampoco hace falta iniciarse en la cocina malaya o en la nigeriana), y así el bebé se acostumbra a lo que más tarde comerá con su familia.

No se ha hecho, que yo sepa, ningún estudio sobre las legumbres y los gases. Ni creo que se haga, porque el mito es tan insostenible que no vale la pena hacer estudios. Las legumbres producen gases porque contienen polisacáridos no absorbibles que pasan al intestino grueso, donde son fermentados por las bacterias. Si esos polisacáridos no son absorbibles, no pueden pasar a la leche. Y el gas en sí tampoco puede pasar a la leche. El único modo de pasar desde el intestino a la leche sería a través de la sangre: sangre con burbujas y leche con burbujas. No, en la leche no hay gas.

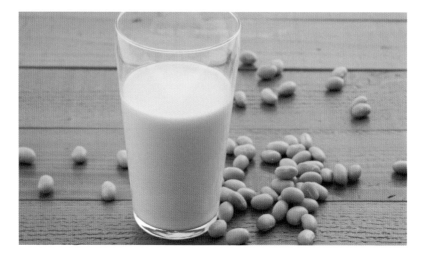

Leche de soja y leche materna

Tengo un bebé de 8 meses y le sigo dando el pecho a demanda. Recientemente he leído que la soja que toma la madre puede disminuir su producción de leche y que los fitoestrógenos pasan a la leche materna y pueden ser perjudiciales para el bebé. ¿Es eso cierto? Yo empecé a desayunar un vaso de batido de soja con cereales cuando estaba embarazada y sigo tomándola casi a diario. No he notado que tuviera menos leche que en mi anterior embarazo, y mi niña fue cogiendo peso muy bien mientras estuvo con lactancia materna exclusiva. Pero ahora me preocupan los efectos secundarios de los fitoestrógenos de la soja y de la posible alergia que pudiera desarrollar mi hija. Aunque elimine ahora la soja de mi dieta, ¿puede haberle causado algún daño?

Sí, la soja tiene fitoestrógenos; pero existen incluso leches de soja para el biberón, para niños alérgicos a la leche de vaca, y nunca se ha visto que esos fitoestrógenos hagan ningún daño al bebé. Comparado con la cantidad de fitoestrógenos que toma un bebé que consume directamente tres cuartos de litro al día de leche de soja, lo que pueda pasar a la leche materna después de que la madre tome un vaso es una tontería sin importancia, probablemente más cerca de la diezmilésima que de la milésima parte. No tiene ninguna importancia.

Por no hablar de los estrógenos de la madre, que son como mínimo tan «malos» como los fitoestrógenos. Hasta que inventen la manera de que la teta la dé el padre, me temo que la leche materna va a llevar estrógenos.

Y tampoco había oído nunca que la soja pudiera inhibir la producción de leche. Las vacas comen soja, ¿no? En todo caso, seguro que harían falta enormes cantidades de soja para ello. Y, además, usted misma ha comprobado que en su caso no hay ningún problema, ¿verdad? Pues ya está.

Y alergia, puede haber alergia a todo. ¿Puede un niño tener alergia a la soja porque su madre tomó soja? Pues tal vez sí, pero también puede tener alergia a los garbanzos porque su madre tomó garbanzos. Algo hay que comer.

Si a usted le gusta la leche de soja, puede seguir tomando tranquilamente toda la que quiera. Ahora bien, si le suponía un esfuerzo tomársela porque pensaba que es más sana que la de vaca, tampoco hace falta que siga esforzándose.

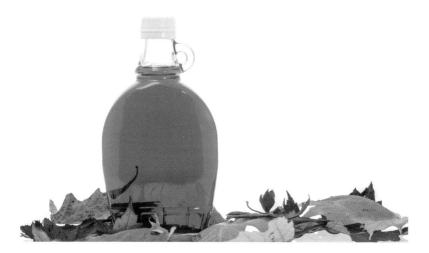

Dieta con sirope de arce

Mi hijo y yo acabamos de cumplir los 21 meses de una preciosa aunque también dura lactancia materna. Mi intención es prolongarla hasta que él quiera. Me gustaría saber si es posible ponerme a dieta. Cuando dejó las tomas nocturnas, cogí algo de peso que se unió al que no conseguí bajar del embarazo. Son unos 5 kilos, que no logro perder. Siempre que he estado a dieta, he seguido la del sirope de arce, que dura de 5 a 7 días. Más que nada como depuración. Siempre y cuando no repercuta en mi lactancia, ¿puedo hacerla?

La dieta de la madre influye muy poco en la lactancia materna. Por supuesto, en caso de desnutrición grave y prolongada, la cantidad de leche podría disminuir. Pero no por hacer una dieta durante unos días. Ni aunque se pasase una semana en ayunas.

Lo que pasa es que esa dieta del jarabe de arce no es mala para su hijo, pero sí es mala para usted. Por favor, mire la composición (la encontrará en la Wikipedia en inglés): agua con azúcar, sin proteínas ni grasas, y con escasas vitaminas y minerales. Es comer azúcar, solo azúcar, durante una semana. ¿Y a eso le llama «depuración»? Yo lo llamaría más bien envenenamiento. Si con eso se adelgaza es más que nada porque es una dieta tan insana que, a la larga, conduciría a la muerte por inanición. Y claro, antes de morirse de hambre, uno adelgaza.

No se deje engañar por dietas mágicas de moda. Son peligrosas, y muchas veces contraproducentes (suelen tener un importante efecto rebote, y muchas personas obesas lo son en buena parte por haber repetido a lo largo de su vida varias dietas de este tipo).

La única manera sana de adelgazar es la de toda la vida: dieta equilibrada y variada, sin abusar de la cantidad, y mucho ejercicio físico. El ejercicio es imprescindible. Con dieta (incluso con una buena dieta) pero sin ejercicio se pierde antes el músculo que la grasa, y como eso evidentemente no es sano, el organismo recupera el músculo perdido en cuanto puede (y, además, si la pérdida es rápida, los centros de control metabólico reciben el aviso de «más vale acumular grasa, porque se ve que esta persona de vez en cuando pasa hambre»). En cambio, con ejercicio intenso y una buena alimentación se puede ir perdiendo grasa, a razón de medio kilo por semana o así, y al mismo tiempo conservar o incluso aumentar la masa muscular.

¿Hay que seguir una dieta especial para amamantar?

Estoy embarazada y me encantaría dar el pecho a mi bebé. ¿Debo seguir una dieta especial? ¿Es bueno tomar infusiones o cerveza para aumentar la producción de leche? ¿Es cierto que si comes espárragos cambia el sabor de la leche?

No, no es necesario seguir una dieta especial. Simplemente comer de forma sana y equilibrada, que es lo que debería hacerse toda la vida. Pero esa dieta sana no es «por el bien de su hijo», sino por su propio bien. Su hijo estará bien alimentado aunque usted tenga una dieta desequilibrada.

No es necesario tomar mucha leche. Las vacas no toman leche, solo hierba. Y las leonas, solo carne, y las ballenas, solo plancton. Esa es la gran ventaja de los mamíferos: que la madre transforma lo que come en leche.

Tomar infusiones, si no son medicinales, no es ni bueno ni malo, al igual que la cerveza, si es en pequeñas cantidades; pero, como en cualquier otro momento, no conviene abusar del alcohol.

Por supuesto, necesitará beber más agua y comer más, porque la leche tiene que salir de algún sitio. Pero no es necesario que se diga «voy a beber más». Al dar el pecho, automáticamente tendrá más sed, como ocurre en verano. Simplemente coma cuando tenga hambre y beba cuando tenga sed.

Los espárragos, como otros muchos alimentos, cambian el sabor de la leche, pero habitualmente a los bebés les gustan esos cambios. El sabor del líquido amniótico ya cambia según la dieta de la madre, y los bebés reconocen el sabor de lo que su mamá suele comer.

Dieta Dukan

Al dar a luz a mi bebé, que ya tiene casi 9 meses, perdí todo el peso que gané con el embarazo y un par de kilos más. Ahora, a pesar de que sigo dando el pecho, he vuelto a ganar un poco de peso y me gustaría hacer una dieta de adelgazamiento, siempre que no sea perjudicial para la lactancia de mi bebé. He pensado seguir la dieta del doctor Dukan, pero, como se trata de una dieta disociada, me gustaría saber si puede ser incompatible con la lactancia, si puede causar cambios en la composición de la leche, en la producción de la misma, etc.

No creo que la dieta Dukan afecte de forma importante a la leche, pero tampoco creo que sea una opción adecuada para adelgazar.

Los remedios mágicos suelen dar mal resultado. El método eficaz y seguro para adelgazar es la dieta hipocalórica equilibrada de toda la vida, acompañada (y esta es la parte más importante) de ejercicio físico.

La grasa es un tejido poco vascularizado y metabólicamente poco activo. Cuando se hace dieta sin hacer ejercicio físico, la masa muscular se pierde antes que la grasa, simplemente porque es más fácil de perder. Como eso no es bueno para la salud, el organismo intenta recuperarse lo antes posible, y por eso la gente que pierde peso rápidamente solo con dieta, lo suele recuperar con igual rapidez en cuanto la deja. De hecho, lo recupera con intereses, y los intentos repetidos de perder peso, muchas veces conducen a la obesidad.

En cambio, la persona que hace ejercicio físico mantiene su masa muscular, y con una dieta adecuada va perdiendo grasa poco a poco. Muy poco a poco, porque la grasa no es fácil de perder.

No nos dice su peso, pero entiendo que le «sobra» muy poco. Probablemente le bastaría con quitar las «porquerías» de la dieta (nada de caramelos, patatitas de bolsa), beber solo agua (nada de refrescos, un litro de Coca-Cola o similar lleva 110 g de azúcar) y hacer regularmente un ejercicio que le guste (natación, baile, tenis, largos paseos, bicicleta...).

Lactancia materna y tabaco

Tengo un bebé de 8 meses que no quiere ni biberón ni chupete; come con cuchara y le doy alguna toma de pecho. Durante el embarazo, dejé el tabaco pero ahora hace 2 meses he vuelto a fumar 4 o 5 cigarrillos al día, y por ello quiero dejar de darle el pecho porque me siento fatal pensando que le perjudico la salud. He intentado de nuevo dejar de fumar, pero me da por comer y ya tengo bastantes kilos de más, me pongo triste y entonces vuelvo a fumar para no picotear tanto. No consigo quitarle el pecho, porque empieza a chuparme como un loco, los brazos o lo que puede, y se lo doy, pero me siento fatal. ¿Hasta qué punto lo estoy perjudicando al darle el pecho y cómo puedo conseguir que quiera el chupete o el biberón?

No, no intente dejar de darle el pecho.

Desde luego, fumar es malo para la salud. Sobre todo, para la salud del que fuma. Y, en menor grado, para la salud de los que la rodean.

Para no perjudicar a su hijo (y a otros familiares) con el tabaco, lo importante es que no fume en casa. Ni usted, ni otras personas. Ni siquiera debe fumar mientras los niños están en la escuela. Las partículas del humo se quedan por todas partes, por ejemplo se depositan en el sofá, y cada vez que alguien se sienta levanta una nube invisible de contaminantes. ¿Verdad que en el trabajo sale a fumar a la calle? Pues con mucho más motivo hay que salir de casa para fumar.

Pero lo que perjudica a su hijo es el humo. No la leche ni nada que haya en ella. Al contrario, está demostrado que la lactancia materna protege a los niños, en parte, contra los efectos secundarios del tabaco. Es decir, que si no puede dejar de fumar, al menos dele el pecho. Cuantas más veces al día y más tiempo se lo dé, mejor. Porque lo peor de todo es fumar y encima dar el biberón. Y si consigue dejar de fumar, por supuesto también conviene que siga dando el pecho, cuanto más mejor. El pecho siempre es lo mejor.

Por cierto, si para dejar de fumar le fueran útiles los parches o chicles de nicotina, puede usarlos sin ningún problema y seguir dando el pecho tranquilamente. Porque lo que puede hacer daño a su hijo no es la nicotina, sino el humo.

Lactancia materna y alcohol

Tengo una amiga que ha dado a luz hace 6 días con cesárea y ya está amamantando al niño, pero está un poco agobiada al ver que no hace otra cosa en todo el día, que no duerme si no se pone encima al niño, y que tendrá que renunciar al vinito en el restaurante. Por lo que se está planteando darle el pecho unos 3 meses, y luego compartir los cuidados del niño con el padre. A mí me da mucha pena que deje la lactancia materna y le he comentado todas las ventajas que supone, pero tengo una duda: ¿realmente no se puede beber nada de alcohol?

No, claro que no es necesario abstenerse del alcohol durante la lactancia. Por supuesto, no es conveniente emborracharse (tampoco es conveniente que se emborrachen las que dan el biberón... ni los padres... ni los solteros, ¿verdad?). Pero el vinito del restaurante se lo puede tomar sin ningún temor; eso sí, máximo un vasito al día, y excepcionalmente dos. Es durante el embarazo cuando no hay que tomar nada de alcohol.

No le hable a su amiga de las ventajas de la lactancia. Acaba de empezar, está en la fase de «nunca más». Simplemente escúchela, acompáñela, y, si tiene alguna dificultad, ayúdela. Ayúdela a disfrutar de su hijo, y será ella la que dentro de 3 meses dirá: «Bueno, también puedo seguir un poquito más».

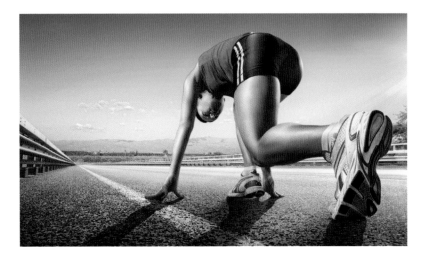

Lactancia materna y deporte de élite

Antes de todo, comentarle que he tenido la suerte de unirme, ya estando embarazada, a un grupo de la Liga de la Leche. Gracias a esas mujeres, he aprendido muchísimas cosas y me han ayudado a criar felizmente a mi hija. A mi hija, le doy solo pecho a demanda, dormimos en la cama juntas desde que salimos del hospital (el padre duerme en la habitación de la niña y está encantado de cómo la criamos). Mi hija duerme muy bien toda la noche, entre 9 y 11 horas, y no sabría decirle las veces que mama por la noche porque, al despertarme, no recuerdo si son 3 u 8. Como puede ver, las dos estamos encantadas. Mi hija es muy alegre y muy inquieta. Cuando cumplió los 5 meses pesaba 5,800 kg y medía 61 cm; ahora tiene 5 meses y medio.

Compito en atletismo; hago medio fondo. Tras dar a luz, a los 20 días empecé a correr (unos 20 minutos, 3 veces a la semana), y a los 2 meses ya competía. En ningún momento lo consulté con un médico deportivo. Hace un mes tuve que dejar de correr porque me encontraba muy cansada y me salió la analítica muy alterada. Nunca había estado así; todo lo relacionado con la serie roja, hematocrito, ferritina... estaba por los suelos. Fui a un centro de medicina deportiva, al que acostumbro acudir cada 3 meses para hacerme reconocimientos, y la doctora me dijo que la lactancia y la competición no son compatibles, que puedo correr pero a un ritmo suave porque, al dar el pecho, nunca voy a estar al cien por cien como antes.

A ver, ¿qué significa que lactancia y deporte son incompatibles?

1. ¿Hacer deporte hace daño al bebé?

No veo cómo. La mayoría de las madres del mundo trabajan como negras, y probablemente opinarían que eso del deporte es una tontería.

Los posibles problemas teóricos que podrían surgir serían:

- El sudor podría dar mal sabor al pezón; eso se arregla limpiándose el sudor.
- El aumento de los niveles de ácido láctico en la leche después de un ejercicio intenso. Algunos bebés rechazan el pecho durante unas horas, pero eso no es un peligro, solo una molestia.
- La separación. Francamente, me parece lo más importante. Volver a entrenar o a competir es como volver a trabajar. ¿Cuántas horas estará separada de la niña? ¿Quién la cuidará mientras usted no esté? A no ser, claro, que invente una nueva disciplina, los 3.000 metros lisos con bebé a cuestas.
- La nutrición. Mientras coma usted todo lo necesario para mantener el peso, ningún problema.

2. ¿Que dar el pecho a un bebé empeora las marcas deportivas?

Pues no lo sé. No creo que nadie haya hecho un estudio sobre eso. ¿Cuántas atletas han corrido en unas olimpiadas mientras daban el pecho? No creo que nadie pueda garantizarle que dando el pecho hará las mismas marcas que antes. Pero tampoco pierde nada por intentarlo.

Mesoterapia

Me gustaría saber si se puede hacer algún tratamiento para adelgazar, junto con una dieta, como la mesoterapia (quizá las infiltraciones pasen a la sangre) o ultrasonido durante la lactancia. Al hacer tres fecundaciones in vitro seguidas, cogí mucho peso con las hormonas ya antes de quedarme embarazada, y ahora me sobran aún 12 kilos y quiero dar el pecho al menos 2 años.

No creo que la mesoterapia o los ultrasonidos estén específicamente contraindicados para la lactancia. Tampoco creo que sean muy útiles para adelgazar.

La mesoterapia es un método muy agresivo, en el que muchas veces uno no sabe qué le inyectan, y cuya eficacia jamás ha sido demostrada.

Sobre los ultrasonidos sí que hay estudios y parece que va razonablemente bien para suprimir la grasa de un sitio concreto. Pero solo se pueden eliminar unos 60-90 g de grasa en cada sesión, por lo que no tiene mucho sentido pretender adelgazar 12 kilos con ese método.

Encontrará información en los artículos «mesotherapy» y «Noninvasive ultrasonic removal» de la Wikipedia en inglés.

Francamente, no hay atajos fáciles. La manera sana de adelgazar es llevando una dieta adecuada (es decir, no una dieta milagrosa) y ejercicio físico. La dieta sin ejercicio suele conducir al fracaso.

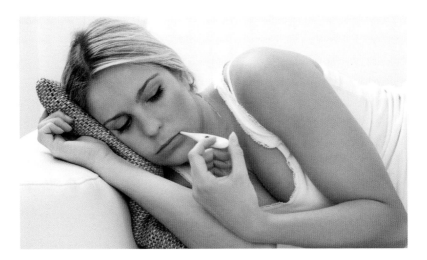

Lactancia materna y la gripe A

Doy el pecho a mi hija de 4 meses. Me gustaría saber qué debería hacer si yo sufriera la gripe A. ¿Podría seguir amamantándola? ¿La contagiaría? ¿Podría tomar fármacos?

Sí, puede seguir dando el pecho aunque tenga la gripe A. Es más, es importante que lo haga, porque a los pocos días de tener la gripe aparecerán en la leche anticuerpos contra el virus, que pueden ayudar a proteger al bebé. Los fármacos habitualmente usados para tratar la gripe son compatibles con la lactancia (y también la vacuna), así que puede tomarlos y seguir dando el pecho normalmente. De todos modos, la mayor parte de los infectados tienen síntomas leves y no necesitan medicamentos.

Eccema en los pezones

Llevo una semana con un pezón irritado (tengo escamada la zona de la areola, con la piel reseca). Visité a mi médico, y me dijo que era una irritación debida a la humedad de la boca del niño cuando mama. Me recetó una crema con corticoides (Adventan crema), y me advirtió que no podía dar el pecho a mi hijo durante 2 o 3 días (mientras use la crema), y, de paso, me dijo que ya iba siendo hora de dejar la lactancia materna.

Pues sí, puede que lo del pezón sea un eccema. Puede aplicarse una crema de corticoides durante 2 o 3 días. Si no se la ha comprado todavía, yo usaría una más flojita que la Adventan, como Suniderma, 1 o 2 veces al día. Si ya ha comprado la Adventan, puede usarla, por 3 días no importa. No hace falta ni mucho menos destetar al bebé. Simplemente póngase la crema justo después de 1 toma, mejor de la toma en que prevé que el niño va a estar más tiempo sin mamar (pero, si por casualidad, se despierta y pide al poco rato, tampoco pasa nada).

Al parecer, algunos han olvidado que el tratamiento «de toda la vida» de las grietas del pezón era una pomada con corticoides. Hubo una época en que la recomendaban incluso como preventivo, las mujeres se la ponían durante el último trimestre del embarazo y toda la lactancia, y el niño mamaba sin ningún problema, y no pasaba nada (aunque desde luego era una bestialidad de tratamiento inútil).

Antihistamínico y lactancia materna

Llevo 2 meses con Cetirizina porque tengo alergia al *anisakis*. Sufro de urticaria y de angioedema que no mejoran solo con el antihistamínico. No puedo comer nada que libere o tenga histamina, y me alimento a base de pollo, pavo y sandía, y he notado una mejoría significativa. El caso es que estoy empezado a eliminarle alguna toma a mi hijo de 6 meses por miedo a efectos secundarios de la medicación y de mi mala alimentación. No quiero disminuir ni dejar la lactancia materna, y la pregunta es: ¿puedo dar el pecho tomando antihistamínicos y comiendo solo alimentos que no contengan ni liberen histamina?

Puede tomar Cetirizina y seguir dando el pecho tranquilamente. No existe ningún peligro.

Supongo que come algo más además de pavo, pollo y sandía. O que va a comer algo más. No creo que una dieta tan restrictiva sea para toda la vida, y lo lógico, una vez esté usted bien, es ir añadiendo poco a poco otros alimentos a la dieta para ver exactamente qué le produce reacción.

En todo caso, su leche sigue siendo mil veces mejor que la del biberón. Porque no estamos comparando su leche con la leche de otra mujer que tome otra dieta. Estamos comparando su leche con la del biberón, que es leche de vaca industrialmente modificada. Y las vacas, en el pasado, no comían más que hierba, y en la actualidad no comen más que piensos compuestos, pero en cualquier caso no llevan una dieta nada variada. Usted come mejor que la vaca, y su leche es mejor que la de la vaca.

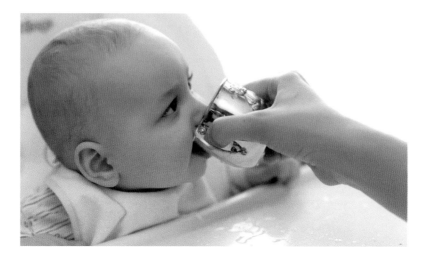

Agua y yodo

Quería hacerle un par de consultas. Primera: mi hijo pequeño ya tiene 7 meses y toma alimentación complementaria (fruta, verdura... lo típico; ha rechazado los cereales en polvo, pero come arroz). Sigue mamando a demanda. Mi pregunta es si debo darle agua o, en cambio, si sus necesidades de líquido siguen cubiertas con la leche materna.

Y segunda: ¿por qué es necesaria la ingesta de yodo durante la lactancia? ¿Hay que mantenerla siempre que mame el niño, o solo cuando toma pecho en exclusiva? ¿Tiene algo que ver con el funcionamiento del tiroides? Me detectaron hipotiroidismo tras mi primer embarazo (mi hijo tiene ahora 3 años) y, después del segundo, las hormonas han debido de revolverse de nuevo porque me han modificado la dosis recomendada de tiroxina (ahora tomo Eutirox 50).

En cuanto a la ingesta de agua, pues lo que diga el niño. Si quiere agua, que beba, y, si no quiere, que no beba. Ya la pedirá él.

Algunas madres, ingenuas ellas, piensan que sus hijos no saben pedir agua, porque no saben hablar. ¿Acaso no piden teta, brazos, atención? ¿Acaso no piden llaves, bolígrafos, juguetes, papeles? ¿Acaso no insisten hasta que les das lo que piden? Si le parece que puede estar pidiendo agua, pruebe a dársela en vaso. Si no toma, es que usted no le había entendido bien. Pronto aprenderá su idioma.

En cuanto al yodo, se da porque las necesidades de este elemento químico aumentan durante el embarazo, y más aún durante la lactancia; de hecho, casi se triplican. Y la principal fuente de yodo en nuestra dieta es la sal yodada, pero no podemos decirle a la embarazada que tome el triple de sal.

¿Y antes, cuando no se daba yodo? ¿Y antes aún, cuando ni siquiera había sal yodada? Pues mucha gente tenía déficit de yodo. No un déficit grave, pero sí lo suficiente para que se produjera una hipertrofia del tiroides, debido al esfuerzo que supone aprovechar el poco yodo disponible. Muchos adultos en España tienen grados leves de bocio. Y esos tiroides estresados pueden, con el tiempo, desarrollar hipertiroidismo, hipotiroidismo, nódulos, tiroiditis…, especialmente en las mujeres, con motivo de los embarazos y lactancias. Porque la mujer necesita más hormona tiroidea en esos momentos, por eso necesita más yodo, y ese último esfuerzo, muchas veces, es la gota que colma el vaso y acaba de descompensar el tiroides, y por eso hay tantas alteraciones en esa época. Lo que le ha pasado a usted.

Usted ya tiene el tiroides afectado. El objetivo es que, si las embarazadas y madres lactantes toman yodo, y los niños mayores y el resto de la población toman sal yodada, la próxima generación no tendrá el tiroides estresado, y no habrá tantos problemas relacionados con esta glándula.

En estos momentos, la leche en España es rica en yodo, y las madres que toman 3 raciones de lácteos al día no necesitarían suplementos; pero eso se debe a que los ganaderos dan yodo a las vacas, lo que no es obligatorio. Podrían dejar de hacerlo en cualquier momento. En todo caso, el suplemento de yodo no es perjudicial, ni aunque ya haya tomado suficiente con la leche.

¿Cogerá más peso si toma cereales?

En la revisión de los 3 meses, nuestra hija pesó 5 kg (500 g más que en la última visita), y nos dijeron que debíamos introducir cereales en su dieta si seguía con su «tendencia descendente» (el mes anterior ganó 600 g, y, teniendo en cuenta que perdió el 12 % del peso de nacimiento, no sé dónde se aprecia esa tendencia descendente en el hecho de que haya ganado medio kilo, pero bueno...).

Nuestra hija está con lactancia materna exclusiva, salvo durante 15 días que debimos alternar con leche artificial por un problema al inicio de la lactancia (pezones invertidos, y algún que otro contratiempo). Actualmente toma la mitad de las tomas aproximadamente de leche extraída (digamos que la relactación está siendo más lenta de lo que esperábamos; no conseguimos que tome la leche del final, y, si dejamos de darle los suplementos de leche extraída, las cacas se vuelven verdes). En el grupo de lactancia nos dicen que es cuestión de tiempo y paciencia, y la verdad es que cada vez mama mejor. La niña no toma más porque no quiere, y si se quedara con hambre usaría el sacaleches, o le daría más tiempo el pecho.

Queremos seguir con lactancia materna exclusiva hasta los 6 meses antes de introducir ningún otro alimento, pero nos dicen que lo suyo es aprovechar que me extraigo leche para ir introduciendo los cereales a los 4 meses, ya que el pediatra dice que la niña «está justa de peso» y que de mi leche «no va a sacar las calorías que necesita para crecer». También nos dijo que no nos preocupemos que a la niña se la ve muy bien y sanita (duerme, come, hace caca todos los días, moja los pañales, se ríe, juega... Y ya no sigo porque ahora empezaría con lo estupenda que es mi niña, y en eso, claro está, no puedo ser objetiva).

Y yo no quiero discutir con nadie. Lo hemos pasado muy mal hasta llegar a este punto y ahora que estamos disfrutando de la lactancia no queremos más sorpresas. Además, no se me da bien mentir, y evidentemente no va a engordar lo que el pediatra espera, es decir, lo que marca la gráfica.

Si tiene 5 kilos a los 3 meses es un peso, en principio, perfectamente normal (aunque habría que conocer también la talla). Y, desde luego, en cuestión de peso, como en cualquier otro tema, más vale ser «justo» que «injusto».

No sé de dónde sale ese mito tan arraigado entre médicos y enfermeras de que los bebés van a engordar más con las papillas. Ninguno lo hace. No hay más que mirar las gráficas de peso: las curvas son curvas porque, cada mes, los bebés engordan un poco menos que el mes anterior. Todos los bebés engordan mucho a los 2 o 3 meses (solo con teta o solo con biberón) y muy poco a los 10 u 11 meses (con cereales, pollo y todo lo que quiera).

En general, se recomienda ofrecer la alimentación complementaria a partir de los 6 meses. Adelantar los cereales no tiene sentido; si de verdad un bebé de 4 o 5 meses no estuviera tomando suficiente leche, lo que habría que hacer es darle más (con sus proteínas, su calcio, sus vitaminas...) y no darle harina, que es mucho menos nutritiva (y, como ha dicho usted, su hija ya toma toda la leche que quiere).

Tanto con el pecho como con el biberón, hay niños que pesan más y niños que pesan menos. Con el pecho, mucha gente parece pensar que si un niño pesa menos que otro es porque su madre tiene menos leche. Y con el biberón, ¿por qué hay bebés que pesan 2 o 3 kilos menos que otros? ¿Acaso sus familias no tienen dinero para comprar leche? No, es todo lo contrario; un niño es más delgado o más bajito porque esa es su constitución, y por tanto come menos que otros más altos o más robustos. Son los niños que engordan mucho los que suelen comer otros alimentos con entusiasmo, y a veces los piden (y se les puede dar algo antes de los 6 meses). Precisamente porque son niños que siempre tienen hambre, por eso engordan más. En cambio, aquellos que engordan menos, aunque todo el mundo se empeña en darles papillas, muchas veces las rechazan. Es como si pensasen: «Ya que no tengo hambre, al menos que lo poco que coma sea leche, y no cosas menos nutritivas como harina o verdura».

Tratamiento para el hipertiroidismo

Tengo un hijo de 5 meses al que alimento con leche materna de forma exclusiva. La semana pasada me diagnosticaron hipertiroidismo primario, y el endocrino me recomendó que dejase la lactancia puesto que la medicación no es compatible. He buscado información al respecto porque quisiera seguir dándole el pecho a mi hijo todo lo que pueda, pero encuentro respuestas contradictorias. Me gustaría saber si el tratamiento del hipertiroidismo es compatible con la lactancia y, en tal caso, cuál es la medicación recomendada (¿metimazol o propiltiouracilo?).

El tratamiento más adecuado para el hipertiroidismo durante la lactancia parece ser el metimazol (hace unos años se pensaba que el propiltiouracilo, que no se comercializa en España, podría ser mejor, pero nuevos datos científicos han hecho cambiar de opinión a los expertos).

Existen numerosos estudios sobre el uso del metimazol durante la lactancia, y todos coinciden en que no hay absolutamente ningún problema. Muchos autores recomiendan hacer controles de la función tiroidea del bebé, pero jamás se ha encontrado ninguna alteración, y en todo caso sería en recién nacidos (que ya han estado sometidos al fármaco en el útero, recibiendo una dosis mucho mayor que la que tomarán a través del pecho).

Un bebé de 5 meses pesa casi el doble que al nacer, pero no toma el doble de leche. Y a partir de los 6 meses, como comen otras cosas, cada vez toman menos leche, aunque son más grandes. Por tanto, la dosis de leche materna por kilo de peso (y la dosis de cualquier cosa disuelta en esa leche) va disminuyendo con el tiempo. Si no perjudica en nada al recién nacido, menos le perjudicará más adelante.

En <www.pubmed.gov/22869843> podrá ver las recomendaciones internacionales actuales sobre tratamiento del hipertiroidismo en el embarazo y la lactancia; haciendo clic arriba a la derecha verá que es fácil conseguir el artículo completo en PDF, imprimirlo y llevárselo a su médico.

Niveles de antitiroglobulina altos y lactancia materna

Una amiga mía tiene un hijo de 4 años al que no pudo amamantar por tener muy elevados los niveles de antitiroglobulina. Esto, al menos, es lo que le dijo la matrona y, después, el pediatra del niño, al que llevó porque este perdía peso. Ahora está embarazada de su segundo hijo (una niña) y el problema es el mismo: los niveles de antitiroglobulina. Ella quiere amamantar. Yo le digo que es raro que no pueda, pero, claro, no soy una profesional en ese tema... ¿Es realmente un obstáculo para la lactancia?

No logro imaginar por qué a su amiga le han dicho que no puede dar el pecho. Por supuesto que sí que puede.

Los anticuerpos antitiroglobulina pueden atravesar la placenta y a veces afectan al bebé. Pero no pasan a la leche (o, si pasan, son digeridos en el tubo digestivo y no afectan al tiroides del niño). Los medicamentos que pueda estar tomando (tanto si toma hormona tiroidea como antitiroideos, o corticoides) son plenamente compatibles con la lactancia. Los trastornos del tiroides mal controlados a veces producen escasez de leche, pero se supone que su amiga estará bien controlada y por tanto no debería tener ningún problema.

En definitiva, que pregunte a su endocrino si puede o no dar el pecho, y si por casualidad le dice que no puede (que dudo mucho que un endocrino diga tales cosas, pero en todas partes cuecen habas), que le pregunte exactamente cuál es el problema y en qué libro o artículo científico lo dice. Ya me contará.

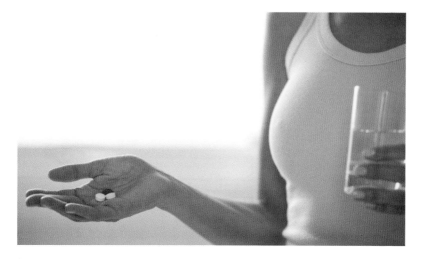

Medicamentos y lactancia materna

Tengo hongos en las uñas de los pies, así como en toda la planta del pie. Tengo bastantes picores y es incómodo. Me han recetado Terbinafina 250 mg durante 3 meses.

El caso es que en el prospecto se dice que no hay que dar el pecho, pero en la web e-lactancia afirman que el riego es cero, o sea que puedo seguir dándole el pecho a mi nena (que tiene 17 meses).

Además, estoy pensando en quedarme embarazada de nuevo; ¿supone eso un riesgo tomando Terbinafina?

Absolutamente ningún problema con la Terbinafina. La cantidad que pasa a la leche es una birria y no puede perjudicar de ningún modo al bebé. Y mucho menos a una niña de 17 meses, que ya no es ningún bebé. Además de en e-lactancia, puede mirarlo en LactMed; lo encontrará fácilmente en internet. Es lamentable, pero los prospectos de muchos medicamentos dan información falsa sobre su uso en la lactancia. Por eso hay que recurrir a e-lactancia o LactMed para encontrar datos fiables.

En el embarazo (que yo sepa), no hay absolutamente ningún dato. Y ahí sí que hay siempre más peligro. En la lactancia, los efectos secundarios que podría tener un medicamento son los mismos que puede tener en el adulto, y a partir de ahí es cuestión de dosis: si el medicamento es muy peligroso, y la cantidad que recibe el niño es muy grande, mal asunto; pero si el medicamento es poco peligroso (como es el caso) y la cantidad que recibe el niño es muy pequeña, pues no puede pasar nada.

Ahora bien, en el embarazo, un medicamento podría producir malformaciones, y eso no tiene nada que ver con sus efectos secundarios en el adulto. Es totalmente impredecible. La única manera de saber que no pasa nada es que lo tomen varios miles de embarazadas y ver qué ocurre. En un medicamento que sea cuestión de vida o muerte, tarde o temprano lo tiene que tomar alguien: las primeras con mucho miedo, pero poco a poco se acumula la experiencia: lo toman 10 embarazadas, después 50, luego 385, posteriormente 1.800 y no ocurre nada...

Pero este tratamiento, que total solo es para unos hongos de las uñas, probablemente no lo ha tomado, ni lo tomará, ninguna embarazada, como no sea por error. Así que jamás habrá datos al respecto, y más vale no ser la primera en probarlo.

Por tanto, lo ideal es que empiece el tratamiento ya, siga dando el pecho tranquilamente, y no se quede embarazada hasta haber acabado con la medicación.

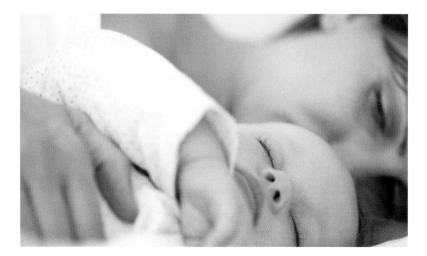

Dar el pecho con herpes

Estoy preocupada, porque me ha salido un herpes zóster en la zona abdominal y estoy dando el pecho a mi bebé de 5 meses. Me han recetado Aciclovir. ¿Podría transmitirle a mi hijo la varicela?

Es casi imposible que le pegue a su hijo la varicela. El hecho de que tenga herpes demuestra que usted ya ha pasado la varicela y, por tanto, que le ha transmitido a su hijo anticuerpos a través de la placenta. Esas defensas lo protegen, es muy difícil que su niño pase la varicela a los 5 meses. Generalmente los primeros casos se dan a partir de los 9 o 10 meses.

Y, en todo caso, sería una enfermedad leve (la varicela solo es grave durante las primeras 2 semanas). Algunos niños protegidos parcialmente por los anticuerpos de su madre pueden pasar una varicela tan floja que nadie se da cuenta. Eso hace que queden inmunizados y años después ya no la pillen, y pueden llegar de mayores a tener un herpes con gran sorpresa e indignación (¡pero si yo nunca pasé la varicela!).

Bulto en las axilas

Soy madre de un niño de 8 meses y medio que sigue tomando pecho. De vez en cuando, he sufrido obstrucciones en una zona de la mama, es decir, dolor e induración, sin llegar a tener enrojecimiento, calor o fiebre. Siempre las he resuelto colocando a mi hijo más de ese lado, y en ocasiones con alguna postura especial.

Mi preocupación es que en todas las ocasiones (6 o 7 veces) la obstrucción se ha producido en la misma zona de la mama, y no sé si la causa se debe a una mala posición del bebé (siempre ha sido durante la noche, pues mama en la cama), o puede haber algo intrínseco en esa mama que comprima y favorezca esa obstrucción.

¿Debería realizarme alguna prueba de imagen? Si es así, ¿debo esperar a finalizar la lactancia? Porque mi intención es continuar con ella mucho tiempo.

Por otra parte, me gustaría darle galletas, pero no encuentro ninguna que no lleve leche o soja, y nunca la ha tomado.

Imagino que el sector de la mama en el que ha tenido varias obstrucciones es la parte que queda hacia la axila. Es la parte más grande de la mama, y es la que el bebé suele vaciar peor en las posiciones habituales. Además, muchas mujeres tienen porciones de glándula muy alejadas del pezón por lo que el conducto es más largo y cuesta más de vaciar.

Si entre obstrucción y obstrucción no ha notado ningún bulto, no hay que hacer nada (por supuesto, en los días siguientes a la obstrucción habrá un bulto que irá disminuyendo poco a poco). Ahora bien, si se nota un bulto en el pecho, siempre en el mismo sitio, convendría que consultase a su ginecólogo, exactamente igual que si se notase el bulto en otro momento, cuando no da el pecho.

Las galletas, además de leche o soja, llevan mucho azúcar. Tampoco pasa nada porque su hijo coma de tarde en tarde; pero, puestos a elegir, mejor darle pan.

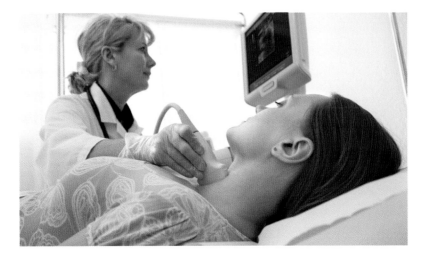

Gammagrafía, ¿cuántas horas hay que esperar para dar el pecho?

Tengo una niña de 17 meses a la que le doy el pecho, y algunos días no quiere comer otra cosa. Mi problema es que me han diagnosticado hipertiroidismo y necesito hacerme una ecografía tiroidea y una gammagrafía.

Me gustaría que me informase sobre cuál es el isótopo radiactivo de vida más corta que pueden utilizar en la gammagrafía, para que el destete no sea tal, sino que se limite a unas pocas horas sin mamar.

Y, por último, ¿cuál es el tratamiento que menos afecta la leche materna?

En cuanto a la gammagrafía, lo más serio que hay son las recomendaciones de la Agencia Norteamericana de Energía Atómica: <https://scp.nrc.gov/narmtoolbox/nureg1556vol9_rev2_012408.pdf>.

Tiene que buscar el apéndice U, tabla U3. Hay distintos tipos de tecnecio, y varios de ellos se usan para el tiroides. Puede preguntar en el hospital donde le vayan a hacer la prueba qué producto y qué dosis usarán.

Como verá, en la tabla U3, columna 3, dice cuántas horas hay que estar sin dar el pecho para determinadas dosis de cada isótopo. Esos tiempos están calculados con un amplísimo margen de seguridad, para que la cantidad de radiación que llegue al bebé sea ridícula. De hecho, algunos expertos opinan directamente que no haría falta interrumpir la lactancia en ningún momento. Al fin y al cabo, la dosis de radiación ya es muy baja de entrada. Si le dice a su endocrino: «Me da miedo hacerme la gammagrafía, no me gusta nada eso de los isótopos radiactivos, ¿y si me produce un cáncer?», ¿qué le contestará? ¿Que sí, que es muy peligroso y que puede producirle un cáncer? ¿O que no tiene ninguna importancia, que la dosis radiactiva es bajísima y no hay ningún peligro? Pues, aun dando el pecho a los 2 minutos de hacerse la prueba, la cantidad de isótopo radiactivo que recibiría el bebé sería menos de la centésima (o milésima) parte de la que le han inyectado a usted, y encima él no la recibiría por vía endovenosa, sino oral. ¿Y de pronto sí que es peligroso?

Pues eso, que los tiempos que dice ese documento que hay que esperar ya están calculados con un amplio margen, y si dice «6 horas» es porque son 6 horas, no 7, ni 9, ni «un par de días, por si acaso». Y, si en la columna 3 no dice nada, significa que, con las dosis habitualmente usadas, no hace falta esperar ni un minuto. Se puede dar el pecho inmediatamente después de la prueba.

En cuanto al tratamiento, supongo que usarán carbimazol o metimazol, y tal vez también propranolol. Todos son compatibles con la lactancia. Y muy especialmente con 17 meses. Cuando en un libro se habla de si un medicamento es compatible o no, están pensando en un recién nacido. Un niño de 17 meses pesa 3 o 4 veces más, y sin embargo toma menos cantidad de leche que un recién nacido, y su riñón y su hígado funcionan a pleno rendimiento. Ningún problema.

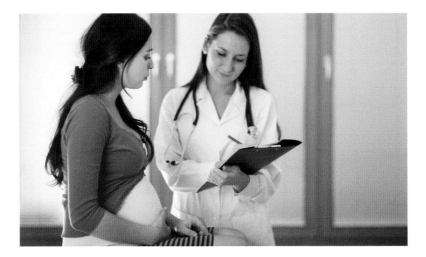

Lactancia materna y epilepsia

Estoy embarazada de 32 semanas. Soy epiléptica y tengo muchas dudas sobre si dar el pecho o no al bebé. Tanto el neurólogo como la tocóloga me aconsejan que no lo haga, pero tras informarme en internet (en la página web de lactancia y con el jefe de Pediatría del hospital de Denia), he visto que sí puede darse. Tomo Lamictal 200 mg en una dosis de 1-0-1. ¿Qué debo hacer?

Ha consultado con el jefe de Pediatría de un hospital, que además resulta ser un reconocido experto en lactancia y medicamentos, ¿y ahora nos pregunta a nosotros? Gracias por su confianza.

Hay numerosos estudios sobre madres que han dado el pecho mientras toman lamotrigina, sin que nunca se hayan observado efectos adversos. Toda la información científica indica que la lamotrigina no está contraindicada.

Sin embargo, si, como ocurre muchas veces, ha necesitado aumentar la dosis durante el embarazo, no olvide volver a bajarla después del parto hasta la dosis que solía tomar antes.

Tratamiento para la esclerosis múltiple

Acabo de ser mamá hace 3 meses y hace 12 años me detectaron una EM, de la cual, gracias a Dios, no me ha quedado ninguna secuela. Además, no me ha vuelto a dar ningún otro brote; por tanto hago una vida normal. Únicamente que tuve que dejar la medicación del interferón (Rebif 22) cuando decidí quedarme embarazada.

Cuando finalmente ocurrió, hablé con el neurólogo para saber si podía dar lactancia materna. En un primer momento, se mostró reacio indicándome que era conveniente que volviese cuanto antes con el interferón después de dar a luz. No obstante, como hace tanto tiempo que no me ha dado ningún brote, insistí y he podido dar lactancia materna hasta ahora, que es cuando estoy comenzando a darle leche de fórmula para retomar el interferón en cuanto acabe con el destete.

Mi sorpresa fue que el otro día investigué en la página web que usted recomienda (<www.e-lactancia.org>) y aparece que los interferones no suponen ningún riesgo durante la lactancia materna. Estoy pasando «un calvario» destetando a mi hija, ya que con la lactancia materna no tuve ningún problema, pero los biberones no le gustan y no los tolera muy bien.

Efectivamente, el interferón es plenamente compatible con la lactancia materna. La sola sugerencia de que el interferón pudiera de algún modo perjudicar al bebé a través de la leche es un insulto a la razón (sí, en el prospecto del medicamento probablemente pone que no se puede, que «mucha precaución», o algo por el estilo..., pero es que eso lo pone en casi todos los prospectos; es de pena).

El interferón es una macromolécula, una proteína enorme que ya, teóricamente, es de prever que no pase a la leche, y que además no se absorbe por vía oral, por lo que tampoco importaría si pasase.

Pero es que además se han hecho estudios (los encontrará en LactMed). La cantidad de interferón que pasa a la leche es, en efecto, ridícula, y representa apenas un pequeño aumento respecto al nivel normal de Interferón (porque el interferón es uno de los componentes normales de la leche materna, una de las «defensas» que protegen al bebé contra las Infecciones). Así que puede dar el pecho tranquilamente a su hija, y puede tomar el tratamiento que necesite.

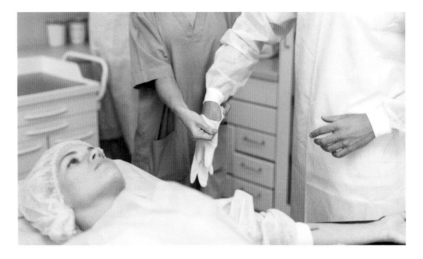

Pasar por el quirófano y lactancia materna

Tengo un bebé de 12 meses que toma pecho varias veces a lo largo del día y luego a demanda durante la noche.

Tienen que operarme (extraer la vesícula) dentro de unas 4 o 5 semanas y no sé muy bien cómo organizarme para que mi hija no sufra demasiado por este hecho. Según mi médico, estaré 2 días ingresada en el hospital y 15 días de reposo sin coger peso (incluida mi hija). Durante 2 (o incluso 5 días) no podré darle pecho porque esa leche estará alterada por los medicamentos. Esos días tendré que extraerme leche para desecharla y para seguir estimulando la producción.

Algunos de los temas que me preocupan son:

- Durante las semanas previas supongo que lo recomendable es que me extraiga leche y congelarla para luego poder dársela a mi hija. Ella nunca ha tomado un biberón, de modo que supongo que tendré que probar si lo acepta y, si no, dársela en vaso. Por otra parte, si esos días no la quisiera, creo que no sería preocupante, pues se alimenta de muchas más cosas.
- Durante mi hospitalización, desconozco si mi hija puede estar conmigo y con mi marido en la habitación. No sé si en estos

casos se ofrece una cuna o si duerme en la cama con el marido o si simplemente no se admite la presencia de un bebé. Debo averiguarlo, pero, en caso de que se pueda, no sé si eso la beneficiaría (porque así está con la madre y siente su amor), o si será contraproducente (porque no podré darle el pecho cuando me lo pida, ni cogerla en brazos, y podría sentirse rechazada).

- Por otra parte, por las noches siempre suele dormirse tumbada conmigo en la cama y tomando pecho. Durante la noche se despierta varias veces en las que toma un poquito de pecho hasta que se duerme (practicamos colecho). Tanto si puede estar conmigo en el hospital como si está en casa con mi marido, tendrá que dormirse con biberón o simplemente con chupete. Dudo que esto sea suficiente para su necesidad de succión en ese momento. Pero tengo claro que será difícil por lo importante que es la teta para ella. Y también me gustaría saber si la leche materna puede aguantar en la mesilla toda la noche para ir dándole cada vez que se despierte o si debe estar en la nevera y luego calentarla cada vez que la niña se despierte, por lo que podría desvelarse.

- Por ello, aunque nunca hasta ahora he pensado en el destete como una opción, me pregunto si es buena idea empezar unas semanas antes a destetarla por las noches, con el fin de que, mientras yo esté hospitalizada, ya haya adquirido el nuevo hábito. ¿O será mejor que pase unos días un poco duros para ella y luego sigamos con el pecho nocturno como hasta ahora?

- Y una última inquietud: si esos días son complicados para la lactancia, y puede que incluso para el destete nocturno, ¿es posible que luego rechace el pecho?

Realmente, es una situación que plantea muchas dudas. Vamos a ver:

- Con 1 año, olvídese del biberón. Su hija es demasiado mayor para tomarlo. Ya no volverá a usarlo en su vida. Los niños criados con biberón empiezan a beber con vaso algunas tomas a los 6 meses, y el biberón se suprime por completo (o debería suprimirse) antes de cumplir el año.

- Durante su hospitalización, su hija debería estar con usted. Idealmente, debería poder quedarse día y noche. Como mínimo, debería poder pasar allí casi todo el día. Pregúntelo en el hospital, y, si le dicen que no, exíjalo, dando la lata a quien se la tenga que dar («Es que no está permitido.» «¿Por qué no?» «Es la norma.» «¿Dónde está escrita esa norma?» «No está escrita» «Entonces no es una norma.» «Está escrita aquí, mire.» «¿Quién tiene autoridad para cambiar esta norma?» «El director del hospital.» «Querría hablar con el director, por favor.»...). Si no le hacen caso, busque otro hospital.

Argumentos ridículos que pueden usar:

- «Nadie puede vigilar a la niña, estará aquí bajo su responsabilidad.» Pues muy bien. Allí estará su marido u otros familiares para cuidarla a usted y a la niña.
- «El hospital es peligroso para los niños, hay gérmenes resistentes.» Tonterías. Su hija nació en un hospital, y ahora, con 1 año, ¿es peligroso? Si tuviera bronquiolitis, la ingresarían, y ahora, estando sana, ¿es peligroso?
- «Usted estará muy mal después de la operación y no podrá atender a la niña.» Tonterías. Una cesárea es una operación mucho más importante que una simple extirpación de vesícula: compare el tamaño del agujero en un caso y en otro. Decenas de miles de madres están con su bebé y dan el pecho después de una cesárea. No pasa nada.
- «La anestesia, los analgésicos, los antibióticos... pasan a la leche.» Tonterías. No están contraindicados. En una cesárea también se usan analgésicos y anestesia, y la madre da el pecho. Es decir, que podrá dar el pecho perfectamente durante su estancia en el hospital. No hay ningún medicamento que le puedan administrar que esté contraindicado, y menos con una niña de 1 año. Y, por cierto, esto se aplica también a lo de no coger peso. Por supuesto, después de una cesárea, no conviene ir de paseo con el niño en brazos, pero a nadie le dicen «no coja peso», y la madre puede atender a su hijo perfectamente después de unas

horas. Vale que con 1 año pesa más, pero de todos modos a los 3 o 4 días no habrá problemas en meterla y sacarla de la bañera, y desde el primer momento podrá estar sentada con su hija en las rodillas. No lo dude, para su hija es mejor estar con usted.

- Por la noche, no necesita biberones ni vasos de leche. Lo normal es que un niño de esta edad no coma por las noches. Toman el pecho, pero no comen; es distinto. Los niños de biberón, con 1 año, ya no suelen tomarlo de noche. Toma el pecho porque eso le da seguridad y consuelo, pero no necesita comer, y lo que tendrán que hacer, si usted no está, es darle la seguridad y el consuelo de otra manera, con compañía, brazos y caricias.

- No, no es buena idea intentar un destete nocturno, precisamente ahora. Si usted no está, pues no hay pecho, eso se entiende; su hija lo entenderá. No puede tomar teta porque mamá no está. No le gustará, pero lo entenderá. Pero estar en casa y no querer darle el pecho, eso es más duro. Efectivamente, va a pasar unos días malillos, pero, si intenta destetarla, solo conseguirá que pase aún más días malillos: los del destete, y los de la operación. Disfrute con su hija hasta el último momento.

- No, no creo que rechace el pecho. Es más probable que se abalance sobre él en cuanto lo vea. Pero, bueno, ya veremos. Lo importante es darle muchos mimitos.

Donar sangre

Soy donante habitual de sangre y madre de un bebé de 2 meses. Hace unos días me llamaron para ir a donar, y al comentarles que había dado a luz hacía poco me dijeron que no podía ir en un año. Me queda la duda de por qué tiene que pasar un período tan largo. ¿Es porque estoy dando el pecho?

Lógicamente, durante el embarazo no se puede dar sangre. Y, puesto que en el parto se pierde sangre, en mayor o menor medida, tampoco se puede dar después del parto. La duda es ¿cuánto tiempo después del parto se puede volver a dar? Pues depende del país. Buscando unos minutos en internet, he encontrado los siguientes datos:

- La Cruz Roja Americana recomienda esperar 6 semanas. Ni habla de lactancia. Y, ya ve, son millones de personas y les va bien, así que no hay motivo para esperar más.
- Los bancos de sangre del Canadá, lo mismo que los de Cataluña, recomiendan esperar 6 meses. Luego se puede donar, aunque des el pecho.
- La Cruz Roja Australiana recomienda esperar 9 meses y «hasta que el bebé reciba la mayor parte de su nutrición de alimentos sólidos».
- El Ministerio de Sanidad español, ¡oh, desastre!, recomienda no dar hasta los 6 meses, o hasta que haya concluido la lactancia, lo que sea más largo. Imagino que quien escribió esa norma no sabía que se puede dar el pecho durante años. Si la gente sigue esa norma, van a perder muchos donantes.

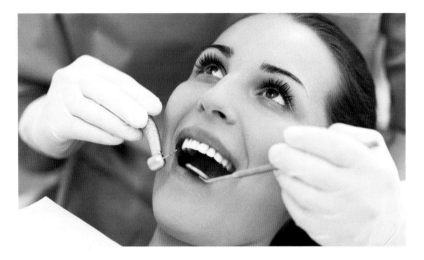

Dar el pecho tras sacar una muela

Una de mis muelas que ya tiene una endodoncia se ha roto, y el dentista me aconseja extraerla cuanto antes, pero tengo miedo de que afecte a mi bebé de 4 meses y a la lactancia, porque supongo que necesitaré una radiografía, anestesia local, antibióticos, antiinflamatorios... ¿Puedo dar el pecho con normalidad nada más salir del dentista?

Sí, puede dar el pecho tranquilamente en cuanto le saquen la muela. Y si tienen que hacerle una radiografía de la boca (o aunque fuera de la teta), también puede dar el pecho al segundo siguiente de la radiografía.

La cantidad de cualquier medicamento que pase a la leche es una birria birriosísima. Además, la anestesia es local; le dormirán la boca. Si no le duermen la teta, ¿cómo va a pasar el anestésico a la leche? Y si fuera anestesia general al despertarse ya ha eliminado el anestésico del organismo, y por tanto también puede dar el pecho. Y si necesita antibióticos o antiinflamatorios, se los toma sin rechistar y sigue dando el pecho tranquilamente.

Tratamiento con ondas de choque

Tengo una calcificación en un tendón del hombro y me han propuesto un tratamiento con ondas de choque para deshacerla. Me dicen que, una vez aplicadas las ondas, la calcificación se elimina por la sangre. Me pregunto si llegará a la leche materna y si esto implica algún problema para el lactante. Tengo una niña de 20 meses, a la que le doy el pecho, y no me gustaría dejarlo por este motivo. ¿Supone eso algún problema?

Absolutamente ningún problema. Puede someterse a las ondas de choque y puede dar el pecho inmediatamente.

Es cuestión de lógica: al hacer el tratamiento, penetra (¿qué? ¿calcio?) en su sangre, y usted tiene miedo de que eso pase también a la leche. Sea lo que sea lo que pasa a la sangre, solo una pequeña parte accederá a la leche. Y al bebé no le van a poner una inyección de leche, sino que se la va a comer. Si 100 g de «veneno» que va a haber en su sangre no le van a hacer ningún daño a usted, 1 g de «veneno» que se beba su hijo le va a hacer menos daño todavía.

Y es que, además, el calcio no es veneno...

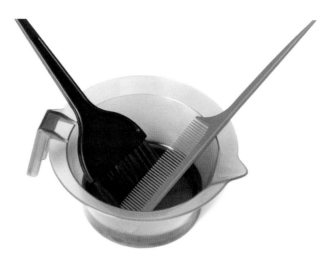

Teñirse el pelo

Tengo un bebé de 5 meses y medio que toma el pecho a demanda.
Me gustaría saber si puedo teñirme el pelo dando el pecho.

Sí, puede teñirse el pelo tranquilamente durante la lactancia.

¿Por qué lo pregunta? ¿Teme que el tinte sea tóxico y pueda perjudicar a su bebé? Si el tinte fuera tóxico, usted recibiría cientos de
veces más que el bebé, por lo tanto no debería teñirse el pelo, ni
durante la lactancia ni nunca.

Por suerte, hay una legislación al respecto. El tinte para el pelo,
aplicado en la cabeza en la dosis normal, no es tóxico.

Prueba con contraste

Soy madre de un bebé de 3 meses al que alimento con lactancia materna exclusiva. Van a someterme a una prueba diagnóstica de retinopatía diabética llamada angiografía con fluorescencia. Para realizarla, me pincharán un contraste en vena, y no sé si puedo darle el pecho a mi hijo con normalidad.

Sí, puede seguir dándole el pecho a su bebé con absoluta seguridad.

El contraste que le van a inyectar (fluoresceína) no es tóxico. De hecho, a usted se lo van a inyectar y no le pasará nada malo. Su hijo solo va a tomar una cantidad mil veces más pequeña, y por vía oral. O sea, que no hay absolutamente ningún problema.

Es posible que, a las pocas horas de la prueba, su leche sea levemente fluorescente (igual que su orina o su piel). No tiene ninguna importancia.

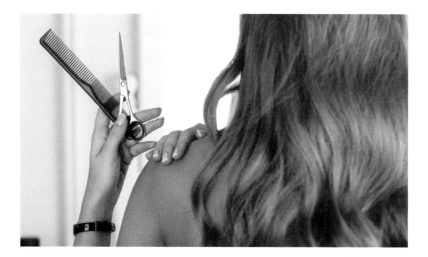

Hacerse la permanente

Tengo un bebé de 3 meses al que le doy el pecho, y me pregunto si puedo hacerme la permanente, ya que el moldeador que me aplicarán contiene amoníaco.

Por supuesto que puede hacerse la permanente. En realidad, es el mismo caso que los tintes. Vamos a ver, usted se pone un producto en el pelo. De ese producto, es hipotéticamente posible que una pequeñísima parte se absorba por la piel y pase a su sangre. Y una pequeñísima parte de lo que se haya absorbido (habitualmente entre una centésima y una milésima parte) es posible que pase a la leche y que su hijo se la tome.

    ¿Ese moldeador es tóxico? ¿Qué peligrosos efectos va a producir exactamente? Pues a su hijo le va a hacer cien veces menos daño. Si usted se lo puede poner sin peligro, es que su hijo puede mamar sin peligro.

Blanqueamiento dental

Tengo una niña de 5 meses a la que le doy lactancia materna exclusiva. Tengo que hacerme un blanqueamiento dental. Me han comentado que los productos que utilizan para ello son como agua oxigenada, y que quizá por eso debería hacérmelo más adelante, cuando haya introducido otros alimentos en la dieta de mi hija. Porque, según dicen, una parte de esos productos podría pasar a la leche, ya que es el único alimento que toma.

Mi pregunta es si esos productos que se usan para el blanqueamiento dental pueden alterar la leche, y debo entonces esperar hasta que haya introducido otros alimentos en la dieta de mi hija.

Puede blanquearse los dientes todo lo que haga falta, y dar el pecho tranquilamente.

A ver, usemos la lógica:

- Le ponen unos productos en la boca. Supongo que el truco es hacer enjuagues y escupir.
- Digamos que se traga un 1 % del producto.
- Digamos que la mitad de ese producto se absorbe en el tubo digestivo y pasa a la sangre (un porcentaje generoso, porque según lo que sea se destruye en el estómago y no se absorbe nada; desde luego el agua oxigenada no se absorbería). Llevamos el 0,5 % del total.
- Digamos que la centésima parte de lo que llegue a su sangre pasa a la leche. Sería el 0,005 % del total.

¿De verdad cree que puede hacerle daño a su hijo? Si el 0,005 % es peligroso, entonces el 100 % sería mortal de necesidad. Así que no debería blanquearse los dientes jamás, ¡sería un suicidio!

Tranquila. No se usan sustancias peligrosas para blanquear los dientes.

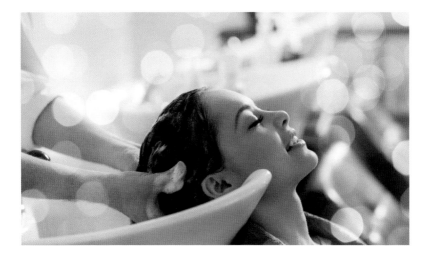

Tratamiento de queratina

Quería hacerme un tratamiento para alisarme el pelo a base de queratina, pero en algunos sitios he leído que es incompatible con la lactancia. ¿Es eso cierto?

La queratina no es más que la proteína del pelo. Vamos, como aplicarse «jarabe de pelo» en el cabello para que quede más grueso y por tanto liso. No puede absorberse por la piel, no puede pasar a la sangre y por consiguiente a la leche, y no tiene efectos tóxicos. Si en algún sitio dicen que no se puede hacer durante la lactancia, debe de ser para darse importancia («¡qué "fuerte", es nuestro tratamiento!»). Ningún problema.

Lo que me asombra es que quiera alisarse el pelo, porque como no había oído hablar de este asunto, he mirado un poco por internet y he encontrado varias páginas con fotos de «antes y después», y todas estaban más guapas antes. Será que mi madre tenía el pelo liso y dedicaba horas a rizárselo, y por tanto crecí creyendo que para estar guapa hay que hacerse rizos. Cualquiera entiende a las mujeres…

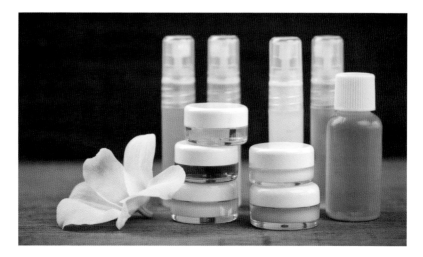

Crema despigmentante de hidroquinona

Tengo una niña de 3 meses que se alimenta exclusivamente de pecho. He empezado a utilizar una crema despigmentante a base de hidroquinona. El farmacéutico me ha dicho que puedo utilizarla mientras doy el pecho, pero he leído el prospecto y he mirado en internet y ahora tengo dudas.

La crema de hidroquinona se puede aplicar durante la lactancia sin ningún problema. Naturalmente, hay que tener cuidado de no aplicarla en los pechos y de lavarse las manos antes de tocar al bebé.

Tenga en cuenta también que si su problema es que durante el embarazo se le han oscurecido algunas zonas de la piel (la cara, la barriga o alguna otra), es una cosa pasajera y en poco tiempo se le volverán a «desteñir». Y si el problema es que, sin tener que ver con el embarazo, se le ha oscurecido alguna zona de la piel, debería consultar a un médico antes de usar cualquier tratamiento.

Quitarse un tatuaje

Quiero quitarme un pequeño tatuaje que tengo en la espalda desde hace 12 años, pero me temo que, hasta que no finalice la lactancia de mi hija (desde luego eso es lo primero y no voy a dejarla por eso), no es aconsejable, porque supongo que las partículas de tinta eliminadas van a la sangre y al resto de fluidos corporales, ¿es así?

Como en cualquier otra circunstancia, solo una pequeña parte de cualquier cosa que pudiera tener en la sangre podría pasar a la leche. Y solo una pequeña parte de lo que hubiera en la leche podría absorberse en el tubo digestivo del bebé. Es decir, que la madre siempre corre más riesgo que el bebé, y que si de verdad quitarse el tatuaje pudiera ser peligroso para su hijo durante la lactancia, entonces también sería mucho más peligroso para usted, ahora o en cualquier otro momento.

Ahora bien, en general quitarse un tatuaje con láser no se considera peligroso, y por tanto mucho menos peligroso sería para el bebé. Se considera caro, difícil y doloroso, pero no peligroso. Solo algunos tipos de tinta (parece que sobre todo cierta tinta amarilla) podrían dar lugar a sustancias tóxicas durante el tratamiento.

Encontrará abundante información en el artículo «tattoo removal» de la Wikipedia en inglés.

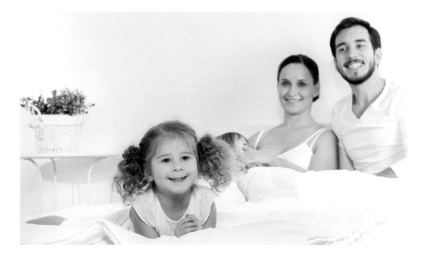

Dar el pecho durante el embarazo

Soy la mamá de una preciosa niña nacida por ICSI (inyección intra-citoplasmática de espermatozoides) y llevamos 18 meses de lactancia materna. Mi marido y yo queremos tener más hijos, y la primera indicación del ginecólogo ha sido el destete. Estoy buscando información por si hay algún estudio en otros países o aquí, en el que se demuestre que la lactancia prolongada no afecta a la fertilidad, implantación, etc. (a través de e-lactancia, ya tengo la confirmación de que los medicamentos para estos tratamientos no afectan al bebé). En el foro de crianza natural he encontrado a mamás que han conseguido quedarse embarazadas con tratamientos y lactando a la vez pero, obviamente, mintiendo al ginecólogo.

Lo siento, no existe ni un solo estudio de ICSI ni de otros tipos de fecundación in vitro durante la lactancia.

Tampoco existe ni un solo estudio de fecundación in vitro durante la preparación de oposiciones, o en mujeres que esquían o practican la danza del vientre.

Ya ha visto que los medicamentos no son un problema. Son simplemente hormonas femeninas (todas las mujeres tienen), y no hacen daño a los bebés. Como mucho, cabe la posibilidad de que algunas disminuyan la producción de leche, pero con año y medio eso no es un problema: si se queda con hambre, solo tiene que comer más garbanzos.

¿Puede ser que la lactancia disminuya el éxito de la fecundación? Para contestar de forma segura necesitaríamos 200 mujeres que estén dando el pecho y quieran hacerse una fecundación in vitro, sortearlas a cara o cruz, que 100 de ellas desteten y otras 100 sigan con la lactancia materna, y ver qué pasa. Si algún día se hiciese tal estudio, ¿qué resultados saldrían? Evidentemente, no saldría que el 100 % de las que destetan se quedan rápidamente embarazadas, porque todos conocemos casos de mujeres que lo han intentado varias veces sin éxito. Tampoco saldría que el 100 % de las que siguen dando el pecho fracasan, porque, como ha visto hay muchas que lo han conseguido, aunque sea de forma clandestina. ¿Saldría el mismo porcentaje de éxito en los dos grupos, o digamos que en un grupo habría un 80 % de éxitos, y en otro, un 60 % o un 40 %? Pues no lo sabemos. Personalmente, supongo que no habría ninguna diferencia, pero, quién sabe; igual algún día se lleva a cabo este estudio y me llevo una sorpresa.

A priori, ¿es razonable suponer que la lactancia afectará al éxito del ICSI? Pienso que no. La lactancia, al menos durante los primeros meses, disminuye la probabilidad de embarazo espontáneo, debido a los cambios hormonales, que al principio impiden la ovulación y más tarde acortan la fase lútea del ciclo. Pero precisamente le van a poner unas inyecciones de hormonas para borrar cualquier alteración o déficit que pudiera tener.

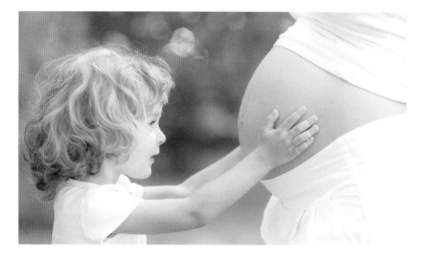

Embarazada con contracciones

Mi hijo tiene 1 año y medio y sigue lactando 3 o 4 veces al día. Estoy embarazada de 24 semanas y hasta hoy no había sentido contracciones en el útero en el momento de darle el pecho. Quisiera saber si esto podría desencadenar un parto prematuro o si puede ser peligroso para mi futuro bebé.

Si de forma reiterada nota contracciones uterinas muy fuertes cuando su hijo mama, sería mejor que no le diera el pecho. Pero me parece muy extraño que a estas alturas del embarazo la lactancia produzca contracciones. Si ha pasado solo una vez, podría ser una simple coincidencia.

Vuelta al trabajo

Cuando me reincorpore al trabajo, mi hijo tendrá 5 meses y medio y habrá tomado solamente leche materna. Tendré que pasar de 8 a 9 horas fuera de casa los días laborables y se quedará a cargo de una cuidadora de confianza.

Quisiera saber cuál es la dieta más adecuada para darle el tiempo que yo no esté, y si durante los fines de semana, estando con él, es preferible cambiarle la dieta y seguir dándole algunas tomas más de leche materna y cuántas aproximadamente. ¿Puede empezar a tomar algunos alimentos de los que comemos el resto de la familia, como la pasta o el arroz? ¿Y en qué cantidades?

¿Ha valorado bien si puede reincorporarse más tarde, o si puede hacer reducción de jornada? Sí, claro, se gana menos dinero, pero estar unos meses más con un bebé no es mucho más caro que comprarse un coche o irse de vacaciones. Y, hoy en día, las mujeres solo tienen 1,3 hijos de media; es decir, es un esfuerzo que solo se hace una o dos veces en la vida.

Según el tipo y lugar de trabajo, también es posible aprovechar la hora de lactancia. Por ejemplo, la persona que cuida al niño lo lleva a pasear al barrio donde trabaja la madre, y, como quien no quiere la cosa, coinciden los tres durante la hora de lactancia, tal vez incrementada con la media hora del bocadillo; si hace bueno en el parque; si llueve, en la cafetería de la esquina.

Si no hay más remedio que estar 8 o 9 horas fuera de casa y tiene que ser antes de los 6 meses, lo ideal es sacarse leche y dejarla en la nevera. Hay que empezar a practicar un par de semanas antes, para aprender; al principio sale poca leche. La mayor parte de las madres necesitan sacarse varias veces al día y durante varios días para obtener una cantidad aceptable. Si puede, aprenda a sacarse la leche a mano; es mejor que con el sacaleches porque puede hacerlo en cualquier lugar. Contacte con un grupo de madres; ellas le enseñarán cómo hacerlo (<www.fedalma.org>). Puede guardar congelada la leche que se extraiga durante el período de aprendizaje, para casos de emergencia. Normalmente se funciona con leche no congelada: la que se saca un día se guarda en la nevera para el día siguiente. Si gasta la de emergencias, la repone con la que saque el viernes y sábado. Algunas madres tienen la suerte de poder sacarse la leche en el trabajo; para eso se necesita un lugar limpio y adecuado y una nevera portátil. Pero muchas solo se sacan en el trabajo si les duelen los pechos, y la tiran porque se la han de sacar en un lavabo que da un poco de repelús. La leche para su hijo se la sacan en casa, por las tardes. Algunas se extraen de una vez toda la leche necesaria; otras tienen que sacarse varias veces y juntarla.

De todos modos, muchos, muchísimos niños no quieren comer nada de nada cuando no está la madre. Como no se sabe lo que hará cada niño, por si acaso al principio hay que dejar leche en la nevera, digamos de 150 a 200 ml, más de dos a cuatro frascos de 70-100 ml de leche congelada (mejor frascos pequeños, así solo se descongela la que se haya de usar). Pero es importante advertir a la persona que cuida al bebé que a lo mejor no quiere comer nada, que no se asuste y no le intente obligar. Muchos bebés se pasan la mañana durmiendo, y luego la tarde y la noche, mamando.

Lo que no hay que hacer es intentar darle biberones al bebé antes de volver al trabajo. Ni siquiera con leche materna. La mayoría de los niños no quieren tomar un biberón cuando la madre está en casa (y bien que hacen) y el intento solo produce angustia y frustración. Cuando no está la madre, el que quiere comer come (y muchos preferirán la leche en vaso al biberón) y el que no quiere no come, y no pasa nada.

A partir de los 6 meses, se empieza a ofrecer a los bebés otros alimentos, además del pecho. En circunstancias normales, da igual la hora del día. Pero, cuando la madre trabaja, lo lógico es que todos los alimentos se los den mientras ella está fuera, y por la tarde le dé solo pecho. Al cabo de unas semanas o meses, cuando el bebé ya come una cantidad apreciable, ya no es necesario sacarse más leche.

Algunas madres no pueden o no quieren, o no les gusta o no les funciona sacarse leche, y optan por adelantar un poco la alimentación complementaria. Entre 5 meses y medio y 6 tampoco hay mucha diferencia, así que, si lo prefiere, puedes decirle a la persona que cuidará de su bebé que le dé arroz hervido o plátano o lentejas o pollo...

Pongo ejemplos de alimentos ricos en calorías, porque, si un bebé sí que quiere comer, no va a pasar 9 horas con verduras o con manzana. Pero, como de todos modos tiene que aprender a extraerse la leche (no todas las mujeres necesitan sacársela en el trabajo, a algunas no les molestan los pechos, pero hasta que no pase no lo sabrá), siempre puede dejar leche en la nevera, al menos durante unos días, para que el cambio no sea tan brusco. Tampoco conviene acostumbrar al bebé a la comida antes de volver a trabajar, porque eso sería adelantar la alimentación complementaria aún más y sin necesidad.

Tanto si usted trabaja como si no, tanto si da el pecho como si no, los alimentos que se han de dar a un bebé han de ser precisamente los que comen sus padres. Claro, los padres han de comer sano. La duda no es «¿le puedo dar a mi hijo lo que yo como?», sino más bien, «si esto no se lo puedo dar a mi hijo, ¿de verdad me conviene comérmelo?». A partir de los 6 meses, la comida debe darse en trozos o aplastada con el tenedor, no triturada. Jamás cereales ni papillas en el biberón. Un bebé puede comer fideos, pollo, albóndigas, pan, lentejas, arroz con tomate, guisantes, plátano... La cantidad depende del niño: la que él quiera, ni más ni menos. Y cuando esté usted en casa, el pecho delante de cualquier otra cosa; lo que alimenta es el pecho.

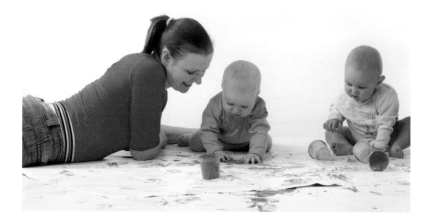

Teta y guardería

Tengo una niña de 16 meses, que sigue tomando pecho a demanda, sobre todo para dormirse. Quiero reincorporarme al mundo laboral y que la niña vaya a la guardería, pero al tomar pecho me preocupa que allí no pueda dormir la siesta. ¿Qué puedo hacer para ayudarla y que se adapte más rápidamente a la guardería?

En general, conviene que un niño no se escolarice hasta los 2 o 3 años, pero, si no hay más remedio, la mejor manera de intentar que se adapte es que, los primeros días, la madre vaya a la guardería con el bebé. En muchos sitios llaman «adaptación» al hecho de que el niño solo vaya un par de horas al día durante 2 semanas. Vale, mejor 2 horas que 8 de golpe... Pero sigue habiendo un problema importante: el niño está llorando porque su mamá no está, y es llorando como conoce a la señorita y la escuela. Una mala impresión desde el principio.

En cambio, si usted puede estar dentro de la clase con su hija un par de horas al día, durante un par de semanas, ella estará contenta porque está con su madre, y, estando contenta, conocerá a la señorita y a los otros niños, y se acostumbrará al lugar. Aprenderá a depositar en la cuidadora una parte de la confianza que tiene en usted.

En cuanto al problema concreto de adaptarse a dormir sin la teta, no pasa nada. Su hija solo duerme con teta porque está en casa con usted y hay teta. Yo solo duermo en mi cama y con mi mujer, pero, cuando estoy de viaje, duermo en otra cama y solo, y no pasa nada.

Cuando esté en la guardería, pueden pasar tres cosas: que su hija duerma tranquilamente sin teta (lo más probable), que no duerma y se quede jugando tan tranquila, o que no duerma pero esté muerta de sueño y llorando (y en este caso, si su hija lo pasa mal, habría que replantearse si es demasiado pronto para empezar).

No tiene que hacer nada para prepararla. Particularmente, no ha de negarle el pecho para dormir. Su hija puede comprender que, si mamá no está, no hay teta. Pero «mamá está, le pido teta y me dice que no»... ¡eso sí que duele!

En la guardería ya sabrán lo que tienen que hacer. Son educadoras, ¿no? Querer enseñarle antes en casa lo que va a aprender luego en la guardería es emprender una difícil senda, porque luego a los 15 años, antes de empezar el curso, tendría usted que enseñarle a su hija logaritmos, trigonometría, ecuaciones de segundo grado...

AMAMANTAR 6 MESES Y MÁS

Sentada

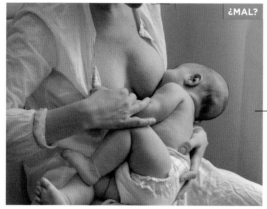

¿MAL?

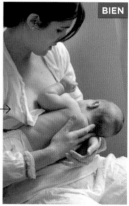

BIEN

Este bebé tiene 6 meses, y aquí está mamando bien, a pesar de tener un cuerpo tan separado, porque ya tiene mucha experiencia y la boca muy grande, y mama bien en casi cualquier posición. Pero un recién nacido o un bebé con frenillo en la lengua necesitaría estar más pegado, como en la foto a la derecha.

Es muy importante que la postura sea confortable para los dos. Si la madre y el bebé están a gusto, la toma durará lo que sea necesario.

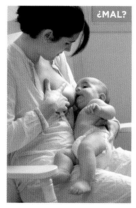

¿MAL?

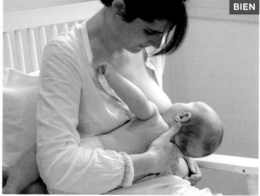

BIEN

Así el chiquitín está demasiado separado. El cuerpo mira hacia arriba, tiene que girar la cabeza y apenas llega al pezón.

El bebé está pegado a mamá. Ayudándose con el brazo del lado contrario al pecho que se le da al bebé, la madre consigue que las piernas y la barriga del niño se acerquen bien a ella, pegándose tripita con tripita y con la cabeza del pequeño ligeramente hacia atrás.

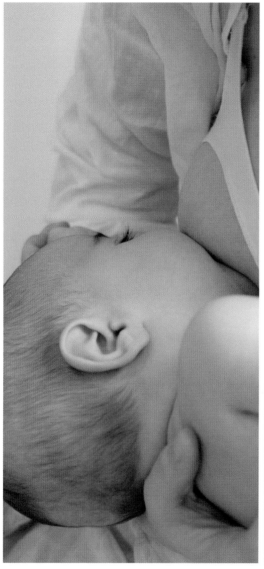

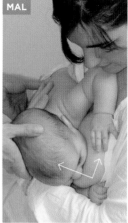

El eje de la cabeza del bebé y el eje del pecho forman un ángulo. Así el niño tiene que esforzarse mucho para coger el pezón, succionará mal y se cansará antes.

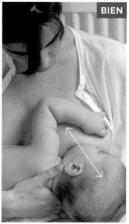

BIEN

La cabeza inclinada hacia atrás y muy pegada al pecho; todo el pezón y parte de la areola dentro de la boca. Pero el pezón no está en el centro de la boca, sino en la parte alta. La areola asoma más por encima del labio superior.

La cabecita está alineada con el pecho. De este modo, el bebé puede mover bien la mandíbula hacia abajo y extraer mejor la leche.

A caballito

De pie

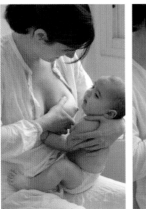 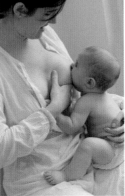 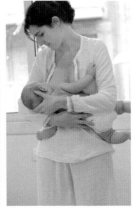

Esta postura es más cómoda para el recién nacido. Ahora el niño ha crecido y no cabe bien en ese espacio. En realidad, la cabecita del bebé está más alta que el pecho de mamá, así que para mamar el crío se ha de agachar y la madre se tiene que estirar. Con un bebé mayor, no resulta práctico.

Se le puede dar el pecho de pie, bien pegado a mamá. A esta edad, los bebés son más curiosos y les gusta cambiar de postura. ¡Así lo ven todo!

En la cama

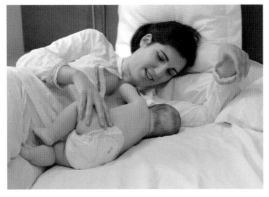 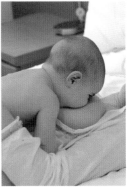

¡Pero dónde está este niño! La cabecita está más arriba que en el pecho. Puede que consiga mamar así, porque ya es mayor, pero estaría más cómodo si lo bajamos un palmo. Y, lo mismo que ocurría con el recién nacido (página 87), si mamá no le empuja por la espalda, se separará demasiado y mamará peor.

En cambio, si está encima de mamá busca el pecho por sí mismo y la gravedad le mantiene pegado a mamá, por lo que ella puede relajarse y dormir.

Balón de rugby

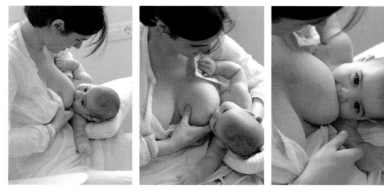

Esta postura, con el bebé boca arriba o de lado bajo el brazo de la madre, ayuda a vaciar bien el pecho y es muy práctica para amamantar a gemelos. También es muy útil en las cesáreas, porque el chiquitín no toca la tripa de la madre. Un cojín sobre la pierna de mamá acerca al bebé al pecho.

La nariz del bebé está despejada porque tiene la cabeza bien doblada hacia atrás: la mandíbula se adelanta y su naricita se aparta del pecho.

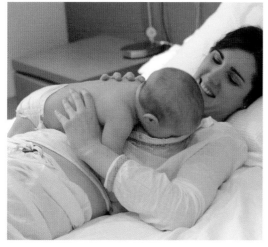

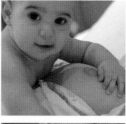

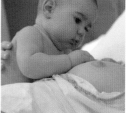

Como este bebé ya es mayor puede mamar prácticamente de rodillas en el colchón. El niño tiene una mayor autonomía en sus movimientos y puede adoptar las posturas más curiosas, pero que a él le resultan cómodas y a la madre ¡divertidas!

Él solito presiona y estimula el pecho antes de mamar. Ahora ya no para quieto un minuto y juguetea con su madre. Es todo más espontáneo.

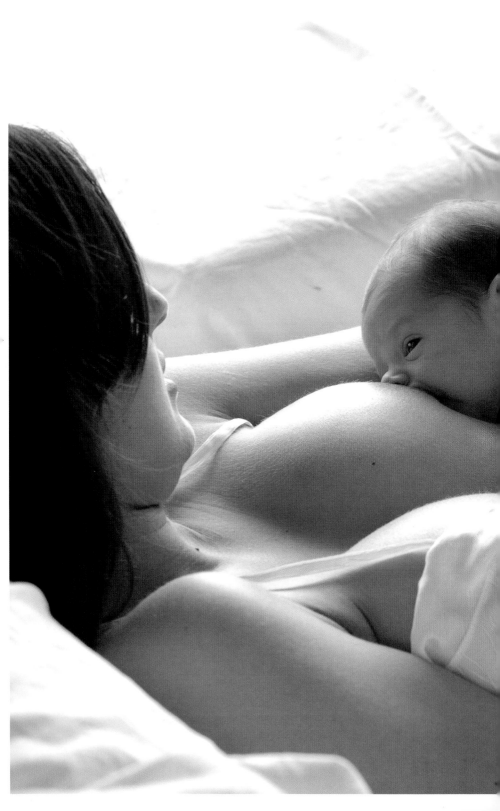

PROBLEMAS
DURANTE
LA LACTANCIA

¿Por qué me duele
al darle el pecho?
¿A qué se deben
las obstrucciones mamarias?
¿Podré dar el pecho
con pezones invertidos?
¿Qué hago si mi bebé tiene fisura
palatina o frenillo corto?
No coge peso,
¿tengo suficiente leche?

Durante los primeros días pueden
surgir complicaciones. Todas tienen
solución y no son motivo para
abandonar. Algunas veces existen
circunstancias añadidas, por una
enfermedad del niño o de la madre
o por otros motivos, que pueden
producir molestias y dificultar
la lactancia. Para prevenir problemas
es fundamental que la mamá y el
bebé adopten una buena postura
y estén cómodos a la hora
de las tomas.

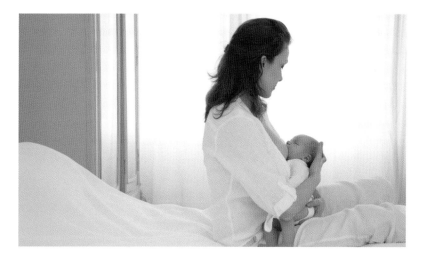

Dar el pecho con pezones invertidos

Estoy embarazada de 5 meses. Tengo un pezón plano y me preocupa que no pueda dar el pecho a mi bebé. ¿Hay algún tratamiento para corregirlo?

Con mucha frecuencia los pezones invertidos salen por sí solos a lo largo del embarazo. Y, en caso de que no salieran solos, habitualmente el bebé los sacará en 2 o 3 días a base de mamar. Lo importante es que sepa colocar al niño correctamente al pecho los primeros días. Sería conveniente que acudiera, ya durante el embarazo, a las reuniones de un grupo de madres.

Obstrucción de conducto

Desde que nació mi hijo hace 11 meses, he tenido obstrucciones prácticamente todas las semanas, en ocasiones hasta 2 veces por semana, aunque me costó meses saber que el dolor que sentía y lo que me pasaba eran obstrucciones de un conducto.

Mi hijo nació en mi casa en un parto natural, aquí en Canadá. Fue un parto rápido, y, al poco de nacer, se enganchó al pecho y todo parecía ir muy bien hasta que unas pocas semanas después empezaron a darme pinchazos en el pecho izquierdo.

Se lo comenté a mis parteras y me dijeron que podría ser cándida y me la trataron con crema, también hice dieta y más cosas para curarme, pero el dolor persistía. Después visité a una doctora del centro de lactancia y me dijo que era una infección bacteriana y me dieron otra crema y antibióticos.

Durante estos 10 meses he visitado a todo tipo de especialistas, consultoras de lactancia, médicos, naturópatas, masajistas, quiroprácticos, acupuntores y otros. También han examinado al niño y han descartado que se trate de un problema de frenillo, pues él está creciendo muy bien y mama correctamente.

También he seguido una dieta sin lácteos ni carne roja, he tomado todo tipo de suplementos y vitaminas, probióticos, lecitina de soja. He hecho todo lo que me han dicho: me he dado baños de sales, he puesto paños de agua caliente, de agua fría, de bolsas de arroz, barro, terapia de ultrasonido con el fisioterapeuta, etc., pero el problema persiste.

En mayo me hicieron una ecografía y todo estaba bien, y hace unos días una mamografía, pero no han visto nada más que leche. Me han sugerido que vuelva a hacerme una ecografía, pero supongo que tampoco verán nada (o eso espero).

Ahora ya sé cómo destapar el conducto rápidamente cuando sucede: pinchar el pezón con una aguja esterilizada, como sugiere usted en su libro, aunque no siempre aparece una ampolla blanca. Lo que nadie me ha dicho es qué debo hacer para no tener obstrucciones, ni por qué siguen ocurriendo, ni cuál es la causa, ni por qué siempre surgen en la misma zona del pecho izquierdo, justo debajo de la axila.

Recurro a usted porque ya no sé qué hacer... Me encanta dar el pecho y me gustaría seguir haciéndolo hasta que mi hijo quiera dejarlo, pero, cuando se obstruye, lo paso fatal y también a él le afecta. Me han dicho que es algo crónico y que solo dejando el pecho se solucionará, pero no lo creo ni tampoco quiero hacerlo. Y no me gustaría que volviese a ocurrir si tengo más hijos.

Vaya, pues parece que ya lo ha intentado usted todo.

En Canadá hay clínicas de lactancia de gran prestigio. ¿Es ahí donde le han dicho que su hijo no tiene frenillo? Porque no todo el mundo lo sabe diagnosticar correctamente.

Hay algunas cosas que tal vez podrían ayudarle:

- Cultivar la leche cuando tenga dolor. No creo que sean cándidas, pero sí que podrían ser bacterias.
- En cuanto a los probióticos, convendría que tomase tres millones de lactobacilos al día, en 3 dosis de un millón, durante al menos 15 días. No sé cuáles ha tomado usted, ya que hay muchas marcas y algunas llevan pocos bichos.
- A la primera molestia, debe sacar leche y masajear la zona. Normalmente, en estos casos, la causa subyacente es una combinación de frenillo lingual y posición mejorable. Aunque, francamente, con casi 1 año es ya difícil que pueda modificarse esta última; los bebés se acostumbran a mamar de una manera determinada.

También podría haber algún tipo de lesión en sus pechos que facilitase las obstrucciones. Nada que se vea con ecografías o con otros medios de diagnóstico; estoy pensando en algo muy sutil, algún conducto que haga un ángulo forzado, algún estrechamiento producido tal vez por la misma retracción cicatricial después de alguno de los primeros episodios, o quizá porque de pequeña se dio algún golpe...

Básicamente, me temo que va a necesitar usted mucha paciencia.

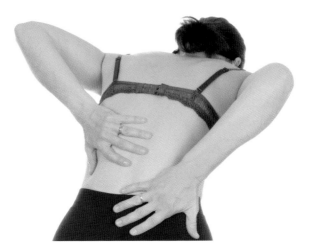

Osteoporosis gestacional

Me han diagnosticado una osteoporosis de la columna vertebral, con fracturas por acuñamiento en la L4 y la T11. Todo esto, según el traumatólogo, es debido al embarazo y a darle el pecho, pero especialmente al embarazo, ya que los primeros síntomas de fractura aparecieron al mes del nacimiento de mi hijo. Mi bebé tiene ahora 5 meses y medio, me estoy medicando con calcio y calcitonina, y quisiera saber si debo continuar o no con la lactancia materna.

Efectivamente, la osteoporosis gestacional es una enfermedad muy, muy rara. Así que, simplemente, no hay apenas estudios sobre ello. ¿Empeora con la lactancia? Pues nadie ha hecho la prueba de que 50 mujeres con osteoporosis gestacional den el pecho y 50 no, a ver qué pasa. Ni siquiera 5 y 5. Algunos médicos recomiendan no dar el pecho, pero lo hacen por las bravas, puesto que no hay estudios.

Personalmente pienso que la lactancia influye muy poco, si es que influye. Usted misma lo ha visto: ha tenido problemas al poco de dar a luz; es decir, es el embarazo lo que había desgastado sus vértebras. No ha tenido nuevas fracturas en estos 5 meses, a pesar de que sigue dando el pecho.

Sí que hay estudios sobre la evolución de la densidad ósea en mujeres sanas. Y, en general, indican que durante los primeros 6 meses de lactancia se pierde calcio de los huesos (alrededor del 5 % de la masa ósea), y que esa pérdida es independiente de los suplementos de calcio. A partir de los 6 meses de lactancia, la masa ósea se recupera, y de nuevo la recuperación es independiente de los suplementos de calcio. Es decir, que tanto la pérdida como la recuperación posterior se deben a cambios hormonales. La mujer que da el pecho 1 año tiene más o menos la misma densidad ósea que la que da el biberón 1 año. Y, a largo plazo, aunque no está tan claro, parece que, de alguna forma, la lactancia refuerza los huesos, pues en varios estudios las ancianas con fracturas por osteoporosis han dado el pecho menos tiempo que otras que no presentan fracturas. Tal vez esa recuperación continúe después del año, tal vez al final la mujer no solo recupera el 100 %, sino el 105 % de su calcio. O tal vez el hecho de quitar un 5 % y volverlo a poner refuerza los huesos; es como si hubiéramos cambiado algunas de las vigas viejas por otras nuevas.

Pero, claro, eso ocurre en mujeres sanas y lo que usted tiene es una rarísima enfermedad. ¿Se comportan del mismo modo las mujeres con osteoporosis gestacional? Si lo hacen, sería absurdo dejar la lactancia justo ahora, cuando está acabando la parte de pérdida de calcio y va a empezar la fase de recuperación (la recuperación es mejor si sigue dando el pecho). Pero, claro, tal vez tiene un equilibrio distinto a lo normal y todos esos cambios no le afectan; tal vez pierde calcio de forma constante, o, al revés, lo recupera continuamente, o también puede ser que la lactancia no le afecte y estaría exactamente igual si diera el biberón. No hay estudios al respecto, y no hay manera de saberlo.

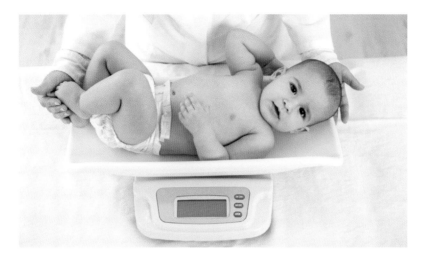

Pérdida de peso del bebé

Mi sobrino nació hace 1 mes. Mi hermana le está dando lactancia materna a demanda, pero el bebé todavía no ha recuperado el peso de nacimiento (3,650 kg). Al salir del hospital, pesaba 3,250 kg, y actualmente pesa unos 3,550 kg. Es un bebé que llora por cualquier cosa, y yo creo que no está mamando bien.

Me temo que realmente su sobrino ha engordado muy poco y es una situación muy preocupante. Hay que hacer cosas, y hay que empezar ya. Además, por supuesto, de que lo visite el pediatra y compruebe que no está enfermo.

- Darle el pecho a demanda todas las veces que lo pida.
- Insistir en una muy buena posición, con el niño muy pegado a la madre. En la web acpam.org encontrará información al respecto. Y convendría que su hermana contactase con un grupo de apoyo a la lactancia.
- Comprimir el pecho durante la toma (busque «compresión del pecho» en internet)
- Sacarse leche después de las tomas, al menos 6 veces al día. Saldrá muy poco, pero hay que ser persistentes; es la única ma-

nera de que su hermana aumente la producción de leche. Y lo que se saque, por supuesto, dárselo de inmediato o tras la siguiente toma si es que se ha dormido.

- Darle un suplemento de leche artificial, después del pecho y después de la leche que se haya podido sacar. Toda la cantidad de suplemento que necesite. De entrada, 30 o 60 g más o menos cada 3 horas, pero si se lo toma todo y parece que quiere más, pues más. Hay que tener en cuenta que lleva hambre atrasada, que no solo va a tomar lo poquito que le falta cada día, sino todo lo que le ha faltado durante este mes y no ha tomado.

Lo normal sería que engordase más de 300 g en una semana. Engordaría mucho durante un par de semanas, hasta recuperar un peso normal, y luego se normalizaría. Y si en este tiempo la madre se va sacando leche y todo lo demás, podrá retirar poco a poco los suplementos porque sencillamente el niño no se los querrá tomar porque no tendrá más hambre.

También habría que ver si el bebé tiene un frenillo que no le permita mover bien la lengua.

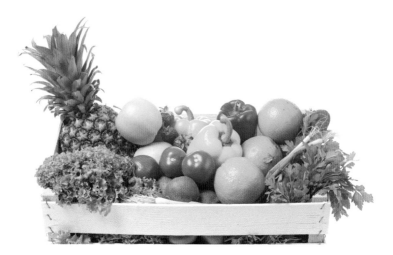

Dieta vegetariana y lactancia materna

En una analítica reciente he detectado que tengo un poco bajo el hierro (44), la ferritina (6,9) y la hemoglobina (11,6) y que posiblemente se debe a mis prolongadas y abundantes menstruaciones.

Como soy madre lactante de una niña de 22 meses que toma a demanda, me preocupa que ella también pueda tener falta de este mineral o de algún otro, ya que la leche materna es el alimento que toma con mayor cantidad. Ambas somos vegetarianas (no muy estrictas), no comemos carne pero sí huevos y pescado o mariscos muy de vez en cuando. Tampoco tomamos lácteos. Ella come cantidades muy pequeñas; supongo que la cantidad justa que su cuerpo necesita. Le gusta una gran variedad de alimentos pero solo los come cuando en realidad le apetecen, es decir, si hoy le ofrecemos arroz en el almuerzo y ella habría preferido pasta, pues rechaza el arroz. Ese día su almuerzo es el pecho.

Por eso no tengo la certeza de que su dieta sea lo suficientemente completa. Su peso y estatura son normales (9,1 kg y 83 cm). No he estado tomando ningún suplemento alimenticio de vitaminas y minerales desde el parto, ya que dejé de comer carne hace apenas 6 meses. Los profesionales que visitamos no apoyan la lactancia materna prolongada ni la alimentación vegetariana, como tampoco lo hace la mayoría de la gente de nuestro entorno.

Lo que usted tiene es una anemia muy leve. Un tratamiento con hierro (que supongo que ya está tomando) y asunto solucionado. Que tenga o no anemia o que tome o no hierro no afecta para nada a su hija; el hierro en la leche no varía.

¿Su hija ha sido siempre vegetariana? Porque, en ese caso, sí que tiene bastantes probabilidades de sufrir anemia. Los niños pequeños necesitan mucho hierro, porque no solo tienen que mantener su volumen sanguíneo, sino aumentarlo. ¿Le han hecho alguna analítica? Si nunca ha tomado carne, mejor que le hagan una. Y si tomaba carne, pero ya no, mejor darle un suplemento de hierro durante un tiempo.

Me preocupa más la vitamina B12. Bueno, no me preocupa en su caso concreto porque el organismo tiene reservas de vitamina B12 para 3 o 4 años. Pero, a largo plazo, la ingesta adecuada de vitamina B12 es difícil de mantener solo con huevos y leche (habría que tomar uno o dos vasos de leche y uno o dos huevos al día), y no sé si el pescado «ocasional» quiere decir una vez por semana (que sí sería suficiente) o solo en Navidad. Todos los veganos deben tomar suplementos de vitamina B12, y los ovolactovegetarianos también, muy especialmente durante el embarazo y la lactancia.

Si no tiene un especial motivo filosófico para ser vegetariana, si simplemente lo hace por salud, tal vez sería mejor que su hija no lo fuera hasta después de la adolescencia. Sí, para un adulto una dieta casi vegetariana es más sana, siempre que se garantice la ingesta de vitamina B12. Pero las necesidades de un niño en crecimiento son distintas. Y si quiere dar a su hija una dieta vegetariana, hay que estar muy bien informada. Por desgracia, corre por ahí mucha información errónea sobre el vegetarianismo. Le recomiendo la web de nutrición de la Unión Vegetariana Española (allí explican muy bien las dosis de B12 necesarias), y los libros y blogs de Julio Basulto.

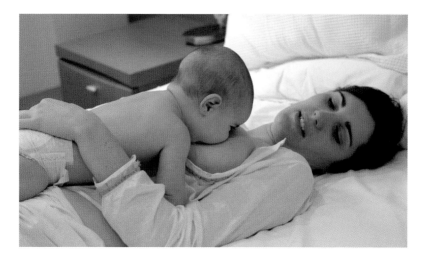

Síndrome de Raynaud

Soy madre de dos mellizos que desde el primer día han tomado leche materna en exclusiva. Mi problema surgió a los 2 meses cuando empecé a sentir un dolor punzante en los pezones cuando me encontraba en la calle o cuando estaba con los pechos al aire para las tomas (así me lo recomendaron).

Yo no apreciaba ninguna causa por la que pudiera tener semejante dolor hasta que me di cuenta de que la punta del pezón se volvía blanca, sin sangre, cuando terminaba de dar el pecho, o sentía frío, o cuando oía llorar a los bebés.

Me puse a buscar información en su libro porque me sonaba que había leído algo relacionado con ello. Al leer sobre el síndrome de Raynaud, me vi totalmente reflejada en todos los síntomas.

Mi problema es que ninguno de los profesionales que he consultado quieren diagnosticarme, o bien porque desconocen la patología o porque dicen que esa patología como tal no existe. Llevo soportando estos dolores 4 meses y se me está haciendo una lactancia durísima, porque los niños hacen tomas larguísimas o bien se duermen con el pecho en la boca y me resulta agotador.

Creo que el dolor también se me agudiza cuando estoy sometida a situaciones estresantes y al recibir malas noticias. Se me ocurrió asimismo mirar los frenillos de los niños y parece que la niña tiene en el labio superior. Estamos esperando a que se lo valoren en cirugía pediátrica.

Pues sí, por lo que cuenta parece un síndrome de Raynaud. Muchos profesionales no saben que puede afectar a los pezones, por eso en el libro he puesto bibliografía, para que las madres puedan llevarla a sus médicos: <http://pediatrics.aappublications.org/content/pediatrics/113/4/e360.full.pdf>.

En muchas ocasiones, el Raynaud es provocado por un problema previo de posición o de frenillo. Es importante poner a los bebés muy bien colocados al pecho, completamente pegados a usted. Muchísimos bebés maman demasiado separados de la madre. Hay que empujarlos sin miedo por la espalda y pegárselos bien al cuerpo. Una manera de lograrlo es dar el pecho reclinada en una tumbona o directamente plana en la cama, la madre boca arriba y el niño encima boca abajo; de este modo el mismo peso del bebé lo mantiene bien pegado a la madre.

En la mayor parte de los casos, el Raynaud se puede tratar con el empleo decidido del calor, sin necesidad de medicamentos. Conviene tener la calefacción encendida y una almohadilla eléctrica o una bolsa de agua caliente (bien caliente, pero que no queme, claro) para aplicársela en el pecho en el mismo momento en que lo suelta el bebé.

Bultos y ampollas blancas de leche

Tengo un problema que se repite aproximadamente una vez al mes: empieza con un bulto debajo del pezón, al cabo de unas horas el pecho por el lado del escote se me pone duro y empieza a dolerme. Suele desaparecer esa misma noche, aunque las tomas me duelen, ya que mi hija chupa con más fuerza cuando está dormida y supongo que así consigue eliminar los bultos. A la mañana siguiente tengo una ampolla blanca de leche, que pincho con una aguja siguiendo los consejos que da usted en su libro, y, aunque el pecho se me queda enrojecido, ya no me duele y aparentemente la leche sale bien.

Me gustaría saber por qué me ocurre esto tan a menudo y si puedo hacer algo para evitarlo, porque es un calvario, y me da miedo que acabe en algo peor. Mi hija y yo llevamos 16 meses de feliz lactancia y come de todo ella solita.

Bueno, de momento parece que está manejando muy bien el asunto de las obstrucciones. Es posible que la repetición tenga que ver con la posición en que mama la niña, o con alguna alteración del mismo conducto. Si hay una lesión, un golpe o una infección, cabe dentro de lo posible que en el conducto se forme una cicatriz, con lo que queda más estrecho y tiende a taponarse con más facilidad.

Tal vez sea útil poner al bebé a mamar, al menos una vez al día, en una posición en la que su lengua quede en la parte del pecho en la que suele formarse el bulto. Ya sabe, como maman con la lengua, la parte donde queda la lengua es la que mejor se vacía. También podría ser útil (aunque esto ya es más especulativo) que comiese usted menos grasa saturada (mantequilla, margarina, carne grasa) y más grasa insaturada (aceite vegetal, pescado). La grasa saturada tiende a solidificarse (por eso el aceite es líquido y la manteca, sólida), y eso podría hacer que se taponase con más facilidad. Si no evita las obstrucciones, con esta dieta al menos le bajará el colesterol, así que le irá bien.

Y, sobre todo, siga como hasta ahora: en cuanto aparezca la sombra de un bulto, dele un pequeño masaje y calor y vacíelo lo antes posible. Puede tomar ibuprofeno para el dolor.

Diabetes gestacional

Quisiera saber dónde puedo encontrar información sobre los beneficios de la lactancia materna en la diabetes gestacional y si dar el pecho puede disminuir el riesgo de volver a padecer esta dolencia en futuros embarazos.

Durante el embarazo padecí diabetes, si bien la controlé con una dieta muy estricta y ejercicio físico. Actualmente, la diabetes ha desaparecido. Antes de dar a luz, el endocrino me recomendó la lactancia materna para regular mis niveles de glucosa, así que solicité una excedencia en mi trabajo para poder dar el pecho a demanda el mayor tiempo posible. Como consecuencia de ello, he tenido problemas laborales.

Mi hija es un bebé sano de 10 meses, despierta y con una evolución totalmente normal. Pero ¿podría afectarle mi diabetes gestacional en algún sentido en su posterior desarrollo? Mi intención es continuar dándole el pecho a demanda hasta que ella quiera.

Como muy bien le dijo su endocrino, la lactancia es beneficiosa para las mujeres con diabetes gestacional.

La lactancia materna disminuye el riesgo de que la diabetes gestacional se acabe convirtiendo en diabetes permanente. En general, cuanto más tiempo ha dado el pecho una mujer, menor es el riesgo de que sufra diabetes. Y, en la que ya es diabética, la lactancia disminuye las necesidades de insulina.

Entiendo que necesita información científica debido a esos «problemas laborales». Entre en la web pubmed.gov y busque los números 26595611, 24789344, 8355952, 26479263, 2502253. Verá que en algunos de ellos es posible acceder al texto completo, y en otros solo al resumen.

Ya ve, en cierto modo, su diabetes gestacional sí que afectará a su hija en el futuro. Gracias a su diabetes y al consejo del endocrino, se decidió a pedir un permiso sin sueldo y a dar más tiempo el pecho. Y, gracias a eso, su hija tiene menos riesgo de ser diabética (por la lactancia), y sobre todo habrá tenido un primer año más feliz (por estar con usted).

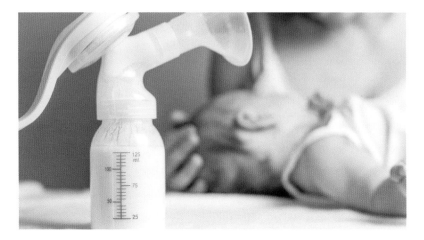

Antes sacaba más leche

Tengo un bebé de 2 meses al que alimento con lactancia materna exclusiva. Siempre he tenido mucha leche, llegando incluso a sacarme dos biberones o tres al día, además de lo que mi hijo tomaba (de hecho, ha engordado genial); pero, ahora, llevo 2 días que noto que apenas tengo leche, mi hijo está mucho rato al pecho pero llora porque apenas sale nada. Hoy, por ejemplo, me he sacado un biberón para tenerlo de reserva, porque a veces dejo a mi hijo con mis padres, y solo he conseguido extraerme 100 ml (normalmente me sacaba dos biberones al día de 250 ml). Así que al final se lo he tenido que dar a mi hijo porque, después de 45 minutos al pecho, apenas ha sacado nada, y debía de tener mucha hambre porque se lo ha tomado entero. Además, por las noches llevaba un tiempo durmiendo de 8 a 12 horas seguidas, pero, desde que he notado que tengo menos leche, se despierta cada 2 o 3 horas para pedir.

Estoy muy preocupada con esta escasez repentina de leche, pues me gustaría dar de mamar a mi hijo hasta el año y medio o dos años, y ahora de repente siento que apenas tengo leche.

No nos dice cuánto pesa su hijo. ¿Cuánto peso ha perdido desde que «apenas tiene leche»? Porque, si el niño no ha perdido peso, es que sí tiene usted leche, y punto.

A ver, no es normal sacarse cada día medio litro de leche, además de la que mama el niño. Lo normal es no sacarse; dar el pecho y ya está. Las madres que trabajan no suelen extraerse más leche que la que toma el niño, sino la misma, la que el bebé habría tomado mientras ellas trabajaban. Y, desde luego, tener al niño llorando de hambre porque «no hay leche» y solucionarlo con los 100 ml de leche que se ha sacado ¡el mismo día! no suena nada convincente.

Admítalo, sí que tiene leche. Lo que le ocurre ahora es lo normal. Lo raro era lo de antes. La mayoría de las madres que trabajan no se sacan medio litro al día, sino apenas 150 ml (lo que su hijo habría tomado durante su ausencia), y muchas, para reunir esos 150 ml, tienen que sacarse 5 veces, porque solo extraen 30 ml cada vez.

¿Por qué tenía usted antes ese exceso de leche? Porque estaba en las primeras semanas de lactancia, cuando cualquier estímulo (como sacarse leche sin venir a cuento) provoca un rápido aumento de la producción. Pero ahora las cosas se han normalizado.

Los niños, a medida que crecen, se despiertan cada vez más. A partir de los 4 meses, habitualmente se despiertan y maman cada hora y media o 2 horas, con una pausa un poco más larga de unas 4 horas. Parece que su hijo ha empezado un poco antes.

Lactancia y menstruación

Desde hace 4 días estoy, de nuevo, con la regla. Mi hijo tiene 4 meses y medio, casi 5, y toma solo leche materna. Ya puede imaginarse los comentarios, sobre todo de mi suegra: «¡Pues te estarás quedando sin leche!», «¡pues se quedará con hambre!». Y encima pide cada vez más: estas noches cada 2 o 3 horas, cuando antes aguantaba 4 o 5. ¿Es normal que con lactancia materna exclusiva tenga de nuevo la menstruación?

Es totalmente normal que la regla venga a los 4 meses, incluso con lactancia materna exclusiva. No es lo más habitual, suele tardar más. Pero en la edad de venir la regla, lo mismo que en el peso, también ha de haber un percentil 3.

Es posible que, por los cambios hormonales al volver el ciclo menstrual, la cantidad de leche haya disminuido un poco. Pero parece que su hijo ya se ha puesto a solucionar el problema mamando más, con lo que conseguirá la misma leche que antes, con o sin hormonas. Es decir, que no hace falta hacer nada, simplemente darle el pecho a demanda, y ya se encargará él de regular la producción. Solo se quedaría con hambre si, cuando él pide, usted no le diera.

Algunas mujeres dicen que en algunos momentos del ciclo los niños se ponen nerviosos, y lo atribuyen a un posible cambio de sabor (pero, que yo sepa, nadie ha probado la leche para comprobarlo). También es cierto que numerosas madres tienen cambios de humor durante la menstruación, y a lo mejor es eso lo que desconcierta al niño.

Hipogalactia (o baja producción de leche)

Mi bebé tiene 3 meses y desde el principio la lactancia materna ha sido un gran problema: él nació con frenillo tipo 4, ya operado, y yo tengo los dos pezones invertidos. Pero lo más preocupante es que siempre he tenido muy poca leche.

Le di solo pecho sus primeros 4 días de vida, perdió muchísimo peso, estaba deshidratado y, por consejo pediátrico, tuve que darle leche artificial. Sigo las instrucciones de mi grupo de lactancia desde que mi bebé tenía 4 días: me lo pongo al pecho antes de cada toma de biberón y me saco leche de 4 a 8 veces al día, según los ánimos que tenga. En total, de los dos pechos y en todo el día solo consigo sacarme unos 40 ml, incluso hay días que menos. Mi médico me ha pedido unas pruebas de tiroides, pero pasa el tiempo y mi bebé me reclama cada vez más cantidad de biberón.

Que después de tanto tiempo de sacar leche regularmente siga sacando tan poca cantidad hace pensar que tenga una verdadera hipogalactia, una escasa producción de leche. Vamos a ver qué sale en esas pruebas de tiroides; en muchos casos, la causa de la hipogalactia no se descubre.

Supongo que ya habrá comprobado la técnica de extracción, con otras madres del grupo que tengan experiencia, para asegurarse de que lo está haciendo bien.

Si tuviera hipotiroidismo, con el tratamiento adecuado la producción de leche aumentaría. Si no, tal vez la opción es dejar de sacarse leche, seguir dando el pecho y que salga lo que salga, que su hijo mame mientras quiera (que puede ser mucho tiempo: del chupete no sale nada y bien que lo chupan) y que tome toda la leche artificial que necesite. Porque sacarse leche tantas veces es demasiado tiempo y esfuerzo por tan solo 40 ml, y más le valdría dedicar ese tiempo a estar con su hijo y comérselo a besos, que es lo realmente importante.

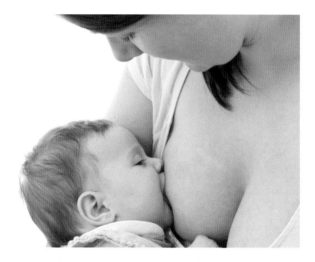

¿No crece lo suficiente?

Tengo una niña de 5 meses, a la que, desde que nació, alimento con leche materna, y desde el cuarto mes tengo que sacarme leche para mezclarla con cereales pues no crecía lo suficiente. Poco a poco, con el tiempo, uno de mis senos ha ido adquiriendo mayor tamaño que el otro y saco casi el doble de leche de él. Cuando pongo a mi hija al pecho, por la mañana y por la noche, la tengo el mismo tiempo en ambos; incluso intento que esté un par de minutos más en el más pequeño, pero aun así no soluciono el problema y ya empiezo a acomplejarme.

Ante todo, me pregunto qué hay detrás de ese «no crecía lo suficiente». ¿En peso o en talla? ¿Cuáles eran sus pesos y tallas? ¿Realmente ha crecido más desde que se saca usted leche y se la da con cereales?

La mayor parte de las veces que a una madre le dicen que su hijo no crece lo suficiente es mentira, y sí que crece lo suficiente. Cuando es verdad, normalmente a esta edad basta con darle el pecho a demanda y el bebé ya mamará todo lo que necesite para engordar lo que tenga que engordar. Hay dos cosas en su mensaje que me hacen temer que no está dando el pecho a demanda; una, que dice: «Intento que esté un par de minutos más en el más pequeño». Lactancia a demanda significa dejar a su hija en cada pecho hasta que lo suelte y todo el tiempo que ella quiera (pero tampoco más, porque es imposible hacer mamar más a un bebé que ya ha acabado y quiere soltar el pecho). La otra, que comenta: «cuando la pongo al pecho, por la mañana y por la noche». ¿Quiere decir que solo mama 2 veces al día y que las otras veces solo se saca la leche para dársela con cereales? Por favor, por ahí va camino del desastre.

Sacarse leche es más incómodo, menos agradable y menos efectivo que dar el pecho. Probablemente la cantidad de leche que se saca es inferior a la que su hija mamaría si le diese el pecho directamente.

Cuando un bebé no puede o no sabe mamar bien, puede ser útil sacarse leche y dársela, pero sin mezclarla con cereales. La leche sin cereales es más nutritiva. Solo en rarísimos casos de madres con verdadera falta de leche —que, por más que se sacan, no consiguen suficiente cantidad— puede que el bebé necesite más comida, pero entonces, con menos de 6 meses, no habría que darle cereales, sino suplementos de leche artificial.

Habría que volver a la normalidad. Primero, dar el pecho a demanda, cuanto más mejor. Lo normal es que un bebé de 5 meses mame al menos 8 o 10 veces al día, aunque algunos no quieren tanto. Y, si de verdad está engordando poco (envíenos los pesos y tallas), tal vez sería útil sacarse leche además y dársela después del pecho (¡pero no en lugar del pecho!).

Parece que la diferencia de tamaño de los pechos se ha producido solo desde que se saca leche y se la da con cereales. Probablemente el problema se vaya solucionando al volver a darle el pecho con normalidad. En todo caso, sería un problema estético, y basta con ponerse un relleno en el sujetador. Con los meses, por supuesto, ambos pechos quedarán del mismo tamaño, ¡no se va a quedar así toda la vida!

¿Se transmite el cáncer por la leche?

Tengo 38 años y un hijo de 4 años al que le di el pecho hasta los 19 meses y una hija de 17 meses a la que di de mamar hasta los 15 meses, momento en el que me vi obligada a dejar de dar el pecho (tomé dos pastillas para cortar la leche) ya que me detectaron un cáncer de mama (hormonal, debido a un aumento de estrógenos) que ha hecho metástasis en los huesos afectando sobre todo a la columna vertebral y cadera.

Los médicos no saben cuándo ha podido suceder: si durante el embarazo o la lactancia. Mis preguntas son:

- ¿Dar el pecho durante más de 12 meses no es la mejor prevención contra el cáncer de mama?
- ¿Si ha sido durante el embarazo, he podido transmitir el cáncer a mi hija a través de la placenta?
- ¿Si ha sido durante la lactancia materna, he podido transmitírselo?

Lamento su enfermedad. Espero que el tratamiento sea un éxito.

La lactancia materna prolongada disminuye el riesgo de cáncer de mama y, hasta donde yo sé, es la prevención más eficaz; más que nada porque hay pocas cosas que se puedan hacer o dejar de hacer para disminuir el riesgo de este tipo de cáncer. Evitar el alcohol y hacer algo de ejercicio físico parece que también ayuda.

Por desgracia, el que disminuya el riesgo de cáncer no quiere decir que se eviten todos los casos. Simplemente, que hay menos.

Contagiar el cáncer de mama, en el sentido de que la niña tenga metástasis porque le han pasado células cancerosas a través de la placenta o de la leche, no es posible. Algunos tipos de cáncer, como la leucemia o el melanoma, se pueden transmitir al feto, pero es sumamente raro. Existen poquísimos casos en todo el planeta. Y, que yo sepa, con el cáncer de mama no ha pasado jamás. Además, su hija ya tiene 17 meses, y si se lo hubiera contagiado en el embarazo, el cáncer se habría manifestado hace más de un año. Es absolutamente imposible que aparezca tan tarde.

Y, a través de la leche, según los datos que tengo, no se ha transmitido jamás ningún cáncer de ningún tipo. Cualquier célula cancerosa que pueda haber en la leche será digerida en el estómago.

Otra cosa distinta es si su hija puede heredar una mayor tendencia a sufrir cáncer de mama. No estaríamos hablando de si puede tener cáncer ahora, sino de si puede tenerlo dentro de treinta o cincuenta años.

En general, el cáncer de mama no se hereda, pero algunos tipos concretos (y raros) sí son hereditarios; incluso se ha detectado algún gen involucrado. No sé más, no soy experto en eso, y lo mejor es que consulte a su especialista. Es especialmente sospechoso si varias mujeres de la familia han tenido cáncer a edades muy tempranas. En algunos casos, se aconseja que las hijas se hagan revisiones periódicas a partir de cierta edad.

Hace décadas se había planteado la hipótesis de que un virus causase el cáncer de mama y de que pudiera transmitirse de madre a hija a través de la lactancia. Si fuera cierto, las mujeres que tomaron el pecho de pequeñas tendrían más cáncer que las que tomaron biberón. Pero se han hecho estudios y se ha comprobado que no es así. Es una teoría completamente descartada y olvidada; se lo comento solo porque, como la noto preocupada, pienso que tal vez ha oído hablar de esta hipótesis.

En definitiva, la lactancia no ha perjudicado para nada a su hija; todo lo contrario.

Síndrome de ovarios poliquísticos

Recientemente he leído un artículo sobre el síndrome de ovarios poliquísticos y cómo puede afectar a la lactancia materna. Me interesa mucho el tema pues me han diagnosticado este síndrome y nunca he conseguido adecuar la producción de leche a la demanda de mi hijo, por mucho que lo haya intentado.

Efectivamente, el síndrome de ovarios poliquísticos (en que suele haber alteraciones menstruales, disminución de la fertilidad e hirsutismo) puede disminuir la producción de leche. Pero solo en algunos casos. Parece que entre el 5 y el 20 % de todas las mujeres tienen ovarios poliquísticos, y la inmensa mayoría no tienen problemas con la lactancia.

Según un estudio reciente, los problemas de lactancia se darían sobre todo cuando, además de ovarios poliquísticos, hay obesidad. De todos modos, se sabe todavía muy poco, es imposible predecir quién tendrá problemas, y lo mejor es intentarlo como cualquier otra madre.

Parece que el tratamiento con metformina puede ser efectivo en estos casos para aumentar la producción de leche, pero no existen estudios científicos al respecto, solo testimonios de algunos especialistas que dicen: «A mí me funcionó».

Exceso de leche

Voy a tener a mi segundo hijo y con el primero tenía demasiada leche y estaba incómoda, así que he decidido comprarme un sacaleches, pero he oído que algunos pueden hacer daño.

Eso de que estaba incómoda porque tenía demasiada leche, ¿fue solo en los primeros días o durante meses y meses?

En los primeros días suele haber una cierta ingurgitación (la llamada «subida de la leche»), que puede deberse más a inflamación del pecho que a un acúmulo de leche (y por tanto el sacaleches a veces lo empeora). Es un problema pasajero, y en pocos días la producción se ajusta al consumo del niño.

La producción excesiva y mantenida de leche puede deberse a que el bebé no mama en una buena posición, o a que el frenillo de la lengua no le deja mamar bien. Cuando el niño no está bien colocado, no puede sacar toda la leche, y, paradójicamente, el pecho suele reaccionar fabricando demasiada leche («como veo que este niño solo consigue tomarse la mitad, fabricaré el doble, por si acaso»).

En algún momento concreto en que el pecho queda demasiado hinchado, va bien sacarse algo de leche para aliviar el dolor. Los sacaleches eléctricos suelen ser más efectivos, pero para un uso ocasional tiene más que suficiente con un sacaleches manual. Muchas madres, encuentran que es más fácil sacarse la leche directamente a mano que usar un sacaleches (con la ventaja de que puede sacarse en cualquier momento y lugar).

Ahora bien, si el pecho está persistentemente hinchado, por la mala posición o por algún otro motivo, lo importante es solucionar el problema de base. Sacándose leche, probablemente lo único que consiga es que el pecho fabrique aún más leche todavía. Se establece un círculo vicioso, y la madre se ve obligada a extraerse cada vez más y más...

Creo que lo mejor es que aproveche el embarazo para asistir a las reuniones de algún grupo de madres (encontrará las direcciones en <www.fedalma.org>). Aprenderá cómo poner al bebé al pecho en buena posición, y también podrá aprender a sacarse leche a mano.

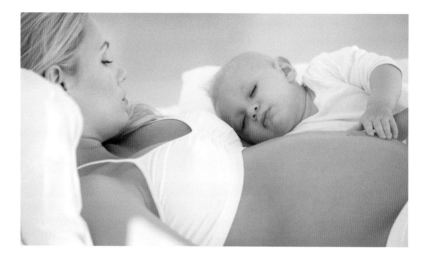

Hipersensibilidad en el pezón

Tengo un hijo de 15 meses que no lacta, muy a mi pesar, por falta de información y ayuda en su momento. Intenté una relactación, pero no tuve éxito. Queremos tener otro hijo y esta vez tengo las cosas bastante más claras que antes, por mucho que me digan. También conozco a un grupo de apoyo a la lactancia. Pero hay algo que nadie ha sabido aclararme: cuando daba el pecho a mi hijo y después de haber curado las grietas de los pezones, que aparecieron al día siguiente de su nacimiento, seguía teniendo estos últimos enrojecidos y extremadamente sensibles, hasta el punto de que el simple roce del agua en la ducha me molestaba. Nunca he sabido si esto era normal o no, o si se debía a algún problema relacionado con la lactancia. Esta molestia desapareció cuando mi hijo dejó de lactar.

Por otra parte, cuando estás embarazada de varios meses y los pechos han aumentado de volumen, te recomiendan que uses un sujetador para embarazada, al igual que, cuando ya estás amamantando, también debes llevar un buen sujetador. Recuerdo que debido a estos consejos llevé sujetador día y noche más de un año, y acabé muy harta de esta prenda. Pero si tu bebé mama a demanda (como debe ser) y haces colecho con él para que las noches sean más fáciles para todos, es poco probable que él mismo se agarre al pecho si está el sujetador de por medio con el disco de lactancia... ¿Qué opina usted al respecto?

Las principales causas de dolor en el pezón son la mala posición del bebé al mamar y el frenillo de la lengua (que tiene el mismo efecto). El trauma puramente mecánico puede dejar el pezón «escocido», de modo que duele con cualquier roce, y puede facilitar una sobreinfección bacteriana, y entonces el pezón duele incluso sin roce.

No sé cuál sería exactamente el problema la primera vez, pero para la próxima lo importante es conocer bien la postura para dar el pecho (en el grupo de apoyo se lo explicarán) y, si a pesar de todo le duele, comprobar si su hijo tiene frenillo.

En cuanto al sujetador, no creo que sirva más que para sujetar, para que la madre esté más cómoda (si es que el peso o el movimiento del pecho le producía incomodidad). No creo que el sujetador pueda mejorar o facilitar la lactancia. Y, aunque he oído muchas veces que es recomendable llevar sujetador, también he oído muchas veces que no se debe dormir jamás con sujetador, o que hay que tener mucho cuidado de que las tiras no aprieten demasiado. Que yo sepa, solo hay un estudio científico sobre el efecto del sujetador, no en el embarazo o la lactancia sino en general, un estudio francés que no he podido leer pero que fue muy comentado hace unos años en la prensa (busque en internet «Rouillon, sujetador»), y que concluía que no sirve para nada.

Creo que el usar sujetador o no es decisión suya, haga simplemente lo que le sea más cómodo (por lo que dice, le es bastante incómodo, sobre todo de noche); y eso sí, si decide usarlo y le crecen los pechos, lógicamente tendrá que comprarse uno más grande; no es bueno tenerlos comprimidos.

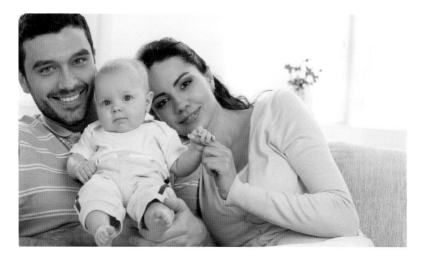

Hambriento por placenta envejecida

Nuestro hijo nació hace 22 días. Los comienzos no fueron fáciles; supongo que como para todos los padres (e hijos), pero vamos mejorando.

El bebé nació con poco peso (2,900 kg) y mucha hambre. El pediatra nos comentó que podría haber pasado hambre durante la etapa final de la gestación debido a la placenta envejecida. Después de 3 días sin tomar nada y de mucha angustia, al cuarto día nos dieron un biberón y la cosa se fue calmando. Así estuvimos hasta que cumplió 12 días y entonces logramos (tras probar sacaleches, vasitos, jeringuillas, etc.) que se cogiese al pecho. A los 15 días había ganado 500 g.

La verdad es que estamos muy contentos con los avances que hemos logrado, pero ahora nuestra duda reside en que mama continuamente. Es decir, salvo un par de tomas nocturnas, el niño mama desde las ocho de la mañana hasta las diez de la noche con breves interrupciones. Tan solo duerme por las noches y, a veces, 1 hora al mediodía. El resto del tiempo o mama o llora. ¿Su nerviosismo puede ser producto del «hambre» que ha pasado?

No creo que el haber «pasado hambre» en el útero influya sobre el carácter de su hijo. Pero sí que influye en el hecho de que tenga hambre. Es decir, los bebés que han engordado poco por problemas del útero o de la placenta, en cuanto nacen recuperan rápidamente ese retraso, engordan muy deprisa y alcanzan el peso normal. Y, claro, la única manera de engordar muy deprisa es mamar a todas horas.

Es posible que su hijo mame tanto simplemente por eso, porque tiene que comer más que otros. Cuando recupere el peso, volverá a mamar de forma más normal... y, lógicamente, dejará de engordar tan deprisa. Que no le vengan entonces con el cuento de que «su leche ya no le alimenta» o de que «necesita una ayudita». Al engordar medio kilo en 2 semanas ya ha demostrado que está bien alimentado solo con pecho.

También podría ser que esté tardando tanto en soltar el pecho porque no mama del todo bien. Bastante bien debe de mamar, puesto que engorda, y, además, no comenta usted nada sobre dolor o grietas en los pezones; pero tal vez si mamase un poquitín mejor acabaría antes y descansaría (y la dejaría descansar a usted también) un poco entre toma y toma. Es importante apretarlo bien contra su cuerpo, que el cuerpecito y las piernas estén completamente pegados a usted, empujándolo sin miedo por la espalda. Así tendrá el pecho bien metido hasta el fondo de la boca y mamará mejor. Muchos niños maman mejor cuando la madre está boca arriba en la cama, o reclinada en un sofá o tumbona, y el bebé encima, boca abajo, dejando que él mismo busque el pecho y se agarre como más le guste. El mismo peso de la cabecita hace que se pegue bien al pecho.

¿Ha contactado usted con algún grupo de apoyo a la lactancia?

Solo mama de un pecho

Mi hija de 5 meses (lactancia materna exclusiva) solo mama de un pecho. No sé si se trata de una preferencia por parte de la niña o de una diferencia fisiológica, o si el pecho derecho ha recibido poca estimulación (por la noche, por ejemplo, como lacta cada 2 horas, solo le doy del pecho izquierdo por conveniencia y seguridad porque está en nuestra cama entre mi marido y yo). En definitiva, el pecho derecho está casi seco y el izquierdo trabaja por dos. Me preocupa porque, si pasase algo, no tengo reserva. Por ejemplo, he tenido los conductos obstruidos, alguna inflamación, etc., y tengo miedo de que vuelva a ocurrir porque no sé cómo haré para dar el pecho.

Es perfectamente posible dar de mamar con un solo pecho durante años. Comprendo el temor a no tener «uno de reserva», pero, bueno, también nos pasa con el corazón y con el cerebro, y nos acostumbramos.

También es posible, en muchos casos, conseguir que el bebé se vuelva a agarrar al otro pecho, pero requiere bastante esfuerzo y el resultado no está garantizado.

El problema es que, cuando un pecho no se vacía, la producción de leche disminuye y el nivel de sodio en la leche aumenta. Es decir, sabe salada y el bebé la rechaza más aún.

Si hace apenas un par de días que su hija dejó de mamar de ese pecho, puede intentar sacarse leche de forma intensiva, al menos 6 veces al día. Al principio no saldrá casi nada, pero la cantidad de leche irá aumentando y cuando deje de salir salada puede que su hija vuelva a querer mamar.

Pero, si en un plazo razonable este truco no funciona, o si su hija ya lleva semanas sin mamar de ese lado, probablemente es mejor dejarlo correr. Necesitaría dedicar muchas horas al día a sacarse leche, y sin garantía de éxito, horas que podría aprovechar mejor acariciando a su hija, leyendo o descansando.

¿Cuánto tarda en subir la leche?

Voy a tener un segundo hijo y se me plantea una duda: si la leche tarda en subir como mínimo 24 horas, ¿qué toma el bebé el primer día? ¿No deberíamos darle suero?

Los niños no necesitan tomar suero glucosado, porque sale leche desde el primer día. Ya en la primera toma, a los pocos minutos del parto, sale leche (una leche especial, que se llama calostro, pero que sigue siendo leche). Lo que llamamos «subida de la leche» es una inflamación que se produce unos días después del parto, pero la producción va aumentando poco a poco desde el primer día. Y ese aumento gradual no es un «fallo» del pecho, no es que al principio no salga suficiente leche; todo lo contrario. A los niños que toman biberón hay que darles muy poca cantidad en los primeros días, y también pierden peso, porque es normal. Si se les diera más cantidad, les sentaría fatal.

Lo más importante es que le pongan al niño al pecho nada más nacer, en la misma sala de partos, y que luego pueda tenerlo en su habitación las 24 horas del día, para darle el pecho cuando lo vea despierto o con la boca abierta, sin hacer caso del reloj, sin esperar a que llore.

Estrés y lactancia materna

¿Es posible que las glándulas mamarias produzcan menos leche por causas psicológicas, como estrés o ansiedad? Supongo que, aunque no sea común, puede darse el caso.

El estrés agudo (un accidente de coche, un incendio, un atraco a mano armada...) puede inhibir durante un rato la producción de oxitocina, que es la hormona que hace que la leche salga cuando el niño mama. En el pecho hay la misma cantidad de leche que antes del susto, pero no sale con tanta facilidad, y el niño se enfada. Ahora bien, es un efecto parcial y transitorio, y si el niño sigue mamando, la leche acaba saliendo. No se conoce ningún caso de mujer que no pueda dar el pecho a causa del estrés. Al fin y al cabo, nuestras bisabuelas daban el pecho cuando vivían mucho más estresadas de lo que vivimos ahora, trabajando de sol a sol, sin agua corriente ni electricidad, con 8 o 10 hijos, siempre amenazadas por la enfermedad y la pobreza. Y, hoy en día, las madres africanas, a pesar del hambre, la pobreza y las guerras, dan más el pecho que las europeas.

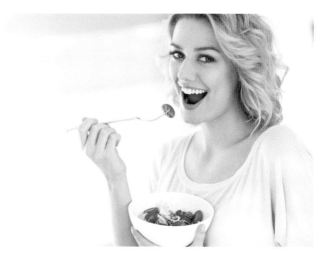

Dar el pecho abre el apetito

Doy el pecho a mi bebé de 2 meses y tengo hambre a todas horas. Si sigo comiendo como hasta ahora, voy a engordar más que en el embarazo. ¿Dar el pecho abre el apetito?

Como media, las madres que amamantan comen cada día un poco más que si no estuvieran dando el pecho. Es lógico, porque hace falta materia prima para fabricar la leche. Ahora bien, no suelen engordar, sino todo lo contrario: poco a poco, a lo largo de varios meses, van perdiendo los kilos que acumularon durante la gestación, hasta volver más o menos a su peso habitual. Si en vez de eso usted está engordando, debería comer menos (qué fácil de decir, ¿verdad?), y, sobre todo, comer sano (es decir, no es lo mismo comer una zanahoria o una nuez cuando te entra el hambre, que comer un flan o una galleta) y hacer ejercicio físico.

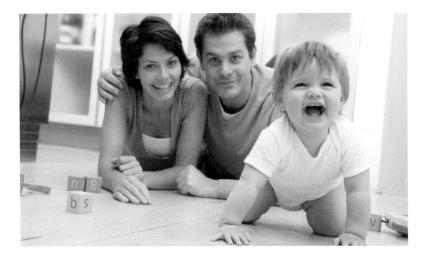

Psoriasis

Tengo un bebé de casi 12 meses que sigue con la bendita lactancia materna. Mi problema es que tengo psoriasis y hasta ahora no ha supuesto ningún inconveniente si no fuera porque todo mi cuerpo se está viendo afectado. La peor parte se la lleva el pecho: por debajo y donde acaba la mama. Eso no me preocupaba hasta que he visto que la psoriasis se está acercando a la areola y ya tengo dos costritas en un pezón. De momento lo controlo poniéndome Purelan, que sé que no hace daño a mi hijo, pero estoy muy agobiada porque se está extendiendo muy rápido y me da miedo que se me llene el pecho y tenga que dejar a mi hijo sin su «teta, teta, teta». Todo el mundo me dice que no pasa nada, que ya tiene 1 año, pero yo no quiero quitársela y él es feliz con el pecho. Temo que el dermatólogo me diga también que debo dejarlo debido al tratamiento o a las costras. Me entristece mucho porque, aunque sé que la lactancia no es eterna, deseaba seguir dándole.

A ver, que no cunda el pánico. Como le dice todo el mundo: «No pasa nada, que ya tiene 1 año». Es decir, no pasa nada por seguir dando la teta con psoriasis y tomando medicamentos.

Lo primero es ver qué tratamiento le van a dar. Algunos médicos tienen un miedo tan absurdo a los medicamentos durante la lactancia materna que acaban recetando pastillas Juanola porque piensan que es lo único que se puede recetar (y no solo los médicos; usted misma ha estado enferma y no ha ido al médico por un miedo absurdo, como si no se pudiera tratar la psoriasis durante la lactancia).

Así que lo primero es no decirle al dermatólogo que está dando el pecho, a ver qué le receta, para luego poder mirar si realmente es compatible o no. Y una vez le ha dicho (y ha apuntado) el medicamento que le habría recetado si no diera el pecho, puede decir «ah, por cierto, estoy dando el pecho», a ver si le receta otro distinto. Y luego se miran los dos en páginas serias de información en internet (e-lactancia y LactMed), porque a veces te llevas la sorpresa de que en realidad el primer medicamento, además de ser mejor para la psoriasis, es también el más indicado para la lactancia. Para evitar discusiones inútiles, puede decirle al dermatólogo: «Estoy dando el pecho a mi hijo de 2 meses», y ya está.

La psoriasis no va a hacer ningún daño a su hijo, porque no es contagiosa. Los medicamentos que le den, probablemente tampoco. Incluso si le mandasen Ciclosporina o Metotrexato en dosis bajas, no habría problema (y esos medicamentos solo se usan en casos muy graves). Los corticoides, en crema o en pastilla, tampoco suponen ningún riesgo; al igual que pomadas emolientes, de alquitrán o cosas parecidas: el único problema sería que pudieran dar mal sabor al pezón (antes de la toma, las sustancias oleosas se limpian mejor con aceite de oliva que con agua).

Y claro, otra cosa es si, de llegar la enfermedad al pezón, le dolería cuando mame su hijo. Razón de más para empezar pronto el tratamiento.

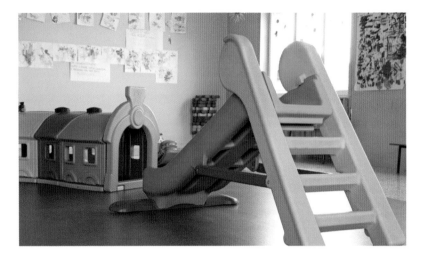

En la guardería no aceptan la leche materna

Tengo un bebé de 8 meses y el lunes comienza la guardería. Sigue con lactancia materna, y a los preparados de papillas les añado siempre leche materna. Mi problema es que en la guardería, en Madrid, me han dicho que Sanidad no deja introducir leche materna. Lo único que admiten es leche industrial. Si tengo que llevar esa leche, ¿cuál es menos mala, la de inicio o la de continuación?

Pasmadito me he quedado... ¿En Madrid, Sanidad no deja introducir leche materna en la guardería? ¿Los de la guardería están deseando darle leche materna, pero no pueden, pobrecitos, porque Sanidad no les deja, porque, como todo el mundo sabe, la leche materna es tóxica?

Pues no, lo siento, la están engañando. En Madrid, Sanidad no solo permite, sino que promueve la leche materna en las guarderías. En internet encontrará fácilmente el «Protocolo a seguir sobre alimentación con leche materna en las escuelas infantiles de titularidad de la Comunidad de Madrid». Me consta que Cataluña tiene un documento similar; imagino que las otras comunidades autónomas también. Y, si no, recurra al «Protocolo para la alimentación con leche materna en las escuelas infantiles» de la Asociación Española de Pediatría; también lo encontrará en internet. Imprima el documento, llévelo a la guardería y ya las ha pillado: «¡Qué bien, vosotras que estabais deseando aceptar mi leche y que pensabais que estaba prohibido, pues, mira qué bien, no está prohibido, sí que la podéis aceptar! ¿A que estáis contentas?».

En cualquier caso, la buena noticia es que probablemente su hijo no necesita tomar leche en la guardería, ni materna ni artificial. Eso solo es necesario para bebés más pequeños, que solo toman leche. Pero su hijo ya come otras cosas. Así que en la guardería puede comer un montón de cosas: macarrones, arroz con tomate, fideos, pollo, plátano, pan, patatas, lentejas, guisantes, garbanzos…, lo que quieran darle. Y en casa ya tomará el pecho el resto del día, por la noche y los fines de semana. No necesita tomar más leche en la guardería, a no ser que sean muchas horas (lo que tampoco sería recomendable). Su hijo ya saldrá desayunado de casa.

Pongamos un ejemplo: se pone usted el despertador a las siete, le da el pecho en la cama, se ducha, desayuna, vuelve a darle el pecho a las 7.45, lo deja en la guardería a las ocho, lleno de leche a rebosar, y se va a trabajar. ¿Que en la guardería su hijo quiere comer a las once o a las doce? Lo dudo; lo más probable es que no quiera comer nada, pero si de verdad quiere, pues eso, que le den cualquier cosa comestible. Va usted a recogerlo, y si es preciso en la misma puerta de la guardería le da el pecho (probablemente le dará tiempo de llegar a casa). Como suele ocurrir en estos casos, su hijo, al empezar la guardería, intentará compensar la separación despertándose más a menudo por las noches; si lo mete con usted en la cama, podrá descansar relativamente bien mientras él mama todo lo que quiera.

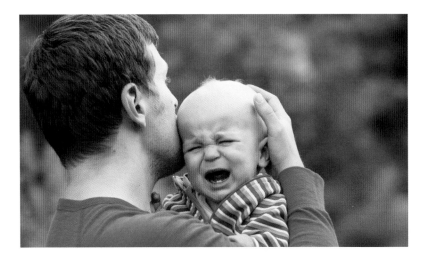

Mamá dormida

Le estoy dando lactancia materna exclusiva a mi bebé que tiene casi 4 meses. Desde que cumplió el mes y medio, solamente come bien cuando está a punto de dormirse o durante las tomas nocturnas. En las tomas en las que está despierta se pelea constantemente con el pecho, llora de forma desesperada cuando se lo acerco o cuando le da dos chupetones y se lo tengo que quitar y esperar a que esté cansada para poder volver a dárselo. Nunca pide el pecho, por eso cuando se despierta se lo pongo para ver si tiene hambre y lo único que consigo es que desaparezca la expresión de felicidad que tenía al despertarse, y si me espero un tiempo y vuelvo a intentarlo pasa lo mismo: no lo coge hasta que está dormida.

No nos da un dato de capital importancia: el peso de su hija. Si en estos últimos meses ha perdido peso, debe de ser porque está enferma, y eso le ha hecho perder el apetito. Llévela al pediatra.

Pero si, como sospecho, ha aumentado de peso normalmente, quiere decir que ha comido todo lo que tenía que comer. Usted está intentando que coma todavía más; y eso, compréndalo, es imposible. Un bebé solo come lo que necesita; si come más, se pone muy enfermo. Si le da el pecho dormida, no va a tener hambre cuando esté despierta. Y, además, los bebés de esta edad maman muy deprisa, en 2 o 3 minutos, y algunos en menos de un minuto. Cuando pegan dos chupetazos y sueltan el pecho no es porque lo rechacen, es porque ya han acabado. Y, claro, si les intentan obligar a seguir comiendo cuando ya han mamado suficiente, se enfadan muchísimo. Exactamente igual que los bebés de más edad cuando les intentan dar más papilla y ellos ya no quieren más. Llega un momento en que con «solo ver la cuchara ya se ponen a llorar», como le podrán explicar muchas madres. Y usted corre el riesgo de que su hija se ponga a llorar solo de ver la teta.

Se desliza usted por una pendiente peligrosa. Es importante que deje inmediatamente de obligar a su hija a mamar, de ofrecerle (salta a la vista que ella lo ve más como una imposición que como un ofrecimiento) el pecho cuando ella no lo ha pedido, de enchufárselo cuando está dormida (otra cosa es que muchos bebés maman medio dormidos, cuando duermen junto a su madre, pero es el bebé el que ha de ir al pecho, no la madre la que se lo mete en la boca).

Lactancia a demanda no solo significa darle el pecho cuando se lo pida; también es no dárselo cuando no lo pida. Su hija sabe cuándo ha de mamar, confíe en ella.

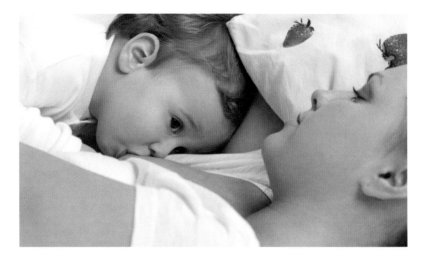

Galactocele

Mi consulta es qué hacer con un galactocele. Quiero continuar con la lactancia materna al menos hasta que la niña tenga año y medio, ¿es recomendable operarme durante la lactancia o es mejor esperar?

El galactocele puede disminuir de tamaño con el tiempo, pero también puede ocurrir que aumente. Se puede pinchar y aspirar el contenido con una aguja, pero habitualmente al cabo de un tiempo vuelve a aparecer. También se puede extirpar por completo, sin necesidad de interrumpir por ello la lactancia.

En el hacer una cosa u otra depende del tamaño, de las molestias que produzca y de sus preferencias personales. Háblelo con su ginecólogo.

Poco apetito y se duerme en las tomas

Mi consulta es un poco extensa: mi bebé de casi 5 meses no coge nada de peso con la lactancia materna exclusiva. De los 3 a los 4 meses solo ganó 400 g, y ahora de los 4 a los 5 no ha ganado nada (en el primer y segundo mes ganó, respectivamente, 700 y 600 g).

Mi hija nunca ha tenido mucho apetito: se peleaba con el pecho si la ponía muy a menudo; eso de darle a todas horas pecho no le sienta nada bien. Pero ahora solamente mama bien en las tomas en las que está dormida o quiere quedarse dormida. Creo que relaciona la teta con dormir, y muchas veces, cuando está despierta, no quiere comer por no dormirse, o come muy poco y mira para todos los lados (se entretiene con una mosca).

No tiene infección de orina, solo poco apetito, pero yo creo que esto no es normal en un bebé tan pequeño. Me esperaba algo así cuando tuviera más de 6 meses o al año, pero ahora ¿qué le pasa?

No, su consulta no es muy extensa. Al contrario, ¡si no nos cuenta casi nada!

Por ejemplo, para valorar si el aumento de peso es normal, necesitaría saber los pesos y tallas que ha ido teniendo su hija. Así, de entrada, lo de no engordar nada entre los 4 y 5 meses no parece muy normal, pero los aumentos anteriores, según de qué peso partía y según cómo esté de talla, sí que podrían serlo.

Y si el aumento de peso no es normal, ¿cuál es el motivo? No parece problema de que tenga usted poca leche o de que la niña no esté mamando bien. En esos casos, la reacción de los bebés suele ser pedir el pecho a todas horas y estar mucho rato enganchados. Por lo que entiendo, a su hija le ocurre todo lo contrario: «Nunca ha tenido mucho apetito», dice usted.

Tampoco nos da ningún dato para saber si su hija puede estar enferma. ¿Tiene algún síntoma como tos, diarreas, fiebre, o llora como si le doliese algo? ¿Está contenta y feliz, o decaída, llorosa o con mala cara? ¿Qué dice su pediatra? Parece que le han hecho un análisis de orina; ¿le han mirado algo más?

Muchos niños al principio no maman bien, les cuesta arrancar, pero luego engordan cada vez más. Su hija, en cambio, iba aceptablemente bien y ahora se ha parado. ¿Algún cambio en este último mes que pueda justificarlo? ¿Ha estado enferma? ¿Ha empezado usted a trabajar? ¿Le está dando chupete o agua o manzanilla o zumo o cualquier otra cosa?

No dude en volver a escribir y contarnos todos los detalles. Mientras tanto, convendría hacer tres cosas:

- Consultar con algún grupo de madres, si lo hay en su localidad (mire en <www.fedalma.org>) o con algún profesional que entienda de lactancia, para ver si hay algo en la forma de mamar de su hija que se pueda mejorar.
- Que su pediatra la mire bien para asegurarse de que no está enferma.
- Sacarse leche. A mano o con sacaleches, como prefiera. Al principio no sale nada; hay que ser persistente, al menos 6 veces al día, después de las tomas o cuando le vaya bien. Es mejor hacer muchas sesiones cortas que estarse 1 hora seguida y machacarse el pecho. Al cabo de unos días, ya verá cómo le sale cada vez más leche. Lo que le salga, intente dárselo a su hija después del pecho, con un vasito o una jeringuilla. Así conseguirá mantener una buena producción de leche (aunque su hija ahora mismo esté desganada). Si el problema es que no está mamando bien, al facilitarle las cosas, tomará más leche y engordará; y si el problema es que no quiere comer más, rechazará la leche y usted se quedará más tranquila porque no se está quedando con hambre y tampoco se habría tomado un suplemento de leche artificial.

- Cinco días más tarde -

Muchas gracias por su respuesta.

Le voy a completar los datos para que pueda seguir asesorándome:

- La niña nació con 2,920 kg y perdió 200 g los primeros días, y midió 51 cm.
- Al mes: 3,480 kg y 54 cm
- 2 meses: 4,250 kg y 57 cm
- 3 meses: 4,990 kg y 60 cm
- 4 meses: 4,550 kg y 62,5 cm
- 5 meses: 4,740 kg y 64 cm

El problema no es que yo me note poca leche, es que ella, desde que nació, casi nunca ha reclamado el pecho. Yo se lo pongo y ella come cuando quiere. A veces, como ya le dije, incluso me espero 3 horas para dárselo, come un poquito y ya no quiere más. Ella siempre está muy contenta y demasiado espabilada: se entusiasma mirándolo todo, incluso le cuesta conciliar el sueño porque no quiere perderse nada de lo que la rodea... Y, últimamente, solo se queda dormida cuando usa la teta de chupete, y si se despierta la reclama, pero para seguir usándola de chupete.

Mi pediatra la ve bien. Eso sí, dice que es muy raro que no coja peso. Pidió un análisis de orina para descartar una posible infección, porque mi hija no presentaba ningún otro síntoma. Excepto esta semana pasada que tuvo tos, mocos y un poco de fiebre (37,4), nunca ha estado mala, y, si lo ha estado, yo no lo he notado.

Este último mes no ha habido ningún cambio, ni le he dado chupete, ni manzanilla, nada de nada. Pero ahora sí que empezaré a trabajar y no la veré desde las siete de la mañana hasta las cuatro de la tarde. Me incorporaré cuando ella tenga 5 meses y medio, y llevo 3 días probando a darle algo de comida y no quiere absolutamente nada, ni cereales, ni fruta. No sé lo que voy a hacer... Y de biberón ni hablar (eso ha sido después de que haya dejado de coger peso, así que no tiene nada que ver).

También he probado a sacarme leche y dársela, pero no hay manera: ni con jeringa ni con vaso. Ella come lo que quiere de la teta, que muchas veces suele ser poco, porque noto el pecho duro, y otras veces, como toma la leche antes de dormir o antes de la siesta, sí que come porque noto cómo se vacía el pecho y cómo traga ella.

Creo que debe de haber un error en los datos que me envía. Supongo que a los 3 meses no pesó 4,990 kg, sino 4,400 kg o algo así. Y, en la primera carta, me decía que entre los 4 y los 5 no había engordado nada, cuando en realidad parece que sí ha engordado 200 g (que es poco, pero es algo).

En cualquier caso, el peso ahora es demasiado bajo. Fue bastante aceptable hasta los 2 meses, pero luego se estancó. La talla, en cambio, se ha mantenido todo el tiempo en la media. Eso indica que el problema es de nutrición: o bien por falta de comida (porque no come lo suficiente), o porque no absorbe correctamente los alimentos, o porque alguna enfermedad le ha hecho perder el apetito.

Es difícil que el problema sea la lactancia, porque los primeros meses sí que engordó bien con el pecho. De todos modos, insista en seguir sacándose leche y ofreciéndosela después de darle el pecho. Si se toma la leche, pues algo engordará. Y si no se la toma, tendrá usted la prueba de que el problema no es falta de leche.

Insista con su pediatra para que mire más a fondo a la niña. Con 64 cm, el peso normal viene a ser entre 5,800 y 8,200 kg. No es que esté por debajo de la media (que es tan normal como estar por encima), sino que está por debajo del percentil 3; y no porque le falten 50 g para llegar al «mínimo», sino porque le falta un kilo.

- Seis días más tarde -

Muchas gracias por su respuesta.

Sí, había un error en los datos que le di, un error enorme. Discúlpeme, pero no sé cómo rellené los datos. Está claro que mi hija no está tan extremadamente delgada...

- La niña nació con 2,920 kg y perdió 200 g los primeros días, y midió 51 cm.
- Al mes: 3,480 kg y 54 cm
- 2 meses: 4,250 kg y 57 cm
- 3 meses: 4,990 kg y 60 cm
- 4 meses: 5,550 kg y 62,5 cm
- 5 meses: 5,740 kg y 64 cm

Yo como de todo (de hecho, soy bastante comilona, aunque estoy delgada), así que supongo que mi dieta no influirá negativamente en la calidad de mi leche.

Hoy he ido a recoger los análisis de orina, y el cultivo estaba contaminado; así que a empezar de nuevo. Esta semana ha cogido 80 g (algo es algo).

He probado a darle más leche y no quiere ni ver el biberón, ya sea de mi leche o artificial, tampoco con jeringa. Estoy intentando darle plátano con galleta y un poco de zumo de naranja y, al menos, se digna a probarlo, porque a la papilla de cereales le hace ascos.

No quiero quitarle el pecho, pero algo tendrá que comer cuando yo empiece a trabajar, y solo quiere la leche en su envase original...

¡Vaya, cómo nos gusta a los pediatras asustar!

El peso de su hija es del todo normal, y lo que ha aumentado en cada mes es absolutamente normal. Ahora, lo que no sé es por qué le da usted tantas vueltas. El hecho de que no quiera más leche, ni materna ni artificial (más vale que no lo vuelva a intentar con leche artificial), es prueba más que suficiente de que su hija no necesita más leche. Y, si no tiene otros síntomas (como fiebre, ni le pasa nada), no hay motivo para hacerle análisis de orina ni pruebas de ningún tipo.

No me sorprende que le haga ascos a la papilla de cereales: está asquerosa. Muchos niños que toman el pecho no quieren comer ninguna otra cosa hasta los 8 o 10 meses, o incluso más; no es sorprendente, porque la leche materna alimenta mucho más que las frutas, verduras o cereales, y ellos lo saben.

Es importante darles el pecho antes de cualquier otro alimento; si un bebé se llena la barriga con fruta o verdura y luego toma menos leche, le hemos puesto a dieta para adelgazar... Normalmente, cuando empiezan a comer, prefieren comida de verdad y sin triturar: arroz con tomate, guisantes, pollo, fideos, lentejas, garbanzos. Prefieren coger la comida ellos solos con sus manitas y llevársela a la boca.

Solo quiere la leche en su envase original porque usted está allí. Evidentemente su hija no iba a ser tan tonta para tomar leche materna en un biberón cuando puede tomar el pecho (ni será usted tan tonta para salir de casa para pasar 8 horas dando vueltas a la manzana solo para que ella se tome un biberón... Lo que hay que hacer es aprovechar hasta el último día para estar con ella; no sirve de nada adelantar el problema).

Muchos niños de pecho no quieren comer nada, pero nada de nada, mientras su madre trabaja. Prefieren esperar a que su madre vuelva para mamar como fieras. Y no pasa nada; pueden estar perfectamente 8 o 9 horas sin comer: lo compensan fácilmente mamando por la tarde y por la noche. Otros niños sí que comen cuando su madre no está. Hasta que no empiece usted a trabajar, no sabrá a cuál de los grupos pertenece su hija. En todo caso, no es ningún problema. Puede intentar sacarse un poco de leche y dejarla en la nevera. Si parece que su hija tiene hambre, que prueben a darle esa leche. Si no la quiere, que intenten darle plátano, o arroz, o cualquier otra cosa que ella coma. Y si no quiere nada, pues es que no quiere nada, y punto; que la dejen en paz.

- Dos años más tarde -

Mi hijo de 3 meses nació con 3,100 kg y ahora pesa 4,920 kg. Ha tenido varios resfriados: cada vez que su hermana de 2 años se resfría, él también (ya lleva cuatro resfriados desde que nació), y esto hace que pierda el apetito. El caso es que la pediatra me ha aconsejado que le dé estimulantes del apetito (Pantobamín), además de biberón, ya que está por debajo del percentil 3. No sé si no está ganando peso debido a los resfriados o porque yo estoy tomando medicación (Dacortin, Celebrex y Omeprazol) por una poliartritis que me han detectado después del embarazo.

Me alegro de volver a tener noticias suyas, y mi enhorabuena por su segundo hijo.

Ha engordado 600 g al mes, lo cual no está mal, y desde luego estaría mejor si no cogiera tantos virus. Los segundos hermanos es lo que tienen: es como si nacieran dentro de una guardería. Suerte que gracias al pecho, no lo cogerá tan fuerte y no perderá tanto peso.

Y también debería empezar a aceptar que en su familia son delgados: delgada la madre, delgados los dos hijos... ¡Suerte que tienen!

No creo que sea necesario darle suplementos, y mucho menos Pantobamín (contiene ciproheptadina). Sí que es conveniente darle el pecho a demanda (es decir, no intentar que aguante más horas, ni esperar a que llore, sino ofrecérselo sin atosigarlo en cuanto le parezca que busca el pecho). Y también puede ser conveniente que se saque leche varias veces al día y se la ofrezca después del pecho en un vasito. Si se lo toma, eso que lleva ganado, y si no se lo toma, tendrá la prueba de que su hijo no quiere más leche y de que darle suplementos no habría servido de nada (si el bebé no quiere la leche que se saca, aproveche para dársela a su hija mayor; hará que no coja tantos virus). Y sobre todo, recuerde: no hay que intentar obligarles a comer. Jamás.

Y no, su medicación no tiene nada que ver.

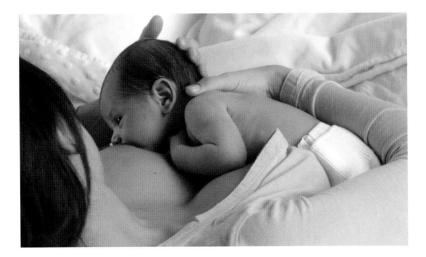

Engorda poco con el pecho

Tengo un bebé de 34 días. Al nacer, pesó 3,340 kg, y al salir del hospital, 3,040 kg. Empecé a alimentarle con leche materna, y las 2 siguientes semanas no cogió peso. La pediatra me dijo que le diera un suplemento (60 ml) después de algunas tomas, y engordó 330 g. Esta última semana ha cogido 170 g, y la pediatra me comenta que sigue estando justo de peso y que le dé 90 ml después de cada toma. El niño mama de los dos pechos el tiempo que quiere (una media hora en cada, hasta que los suelta, y no sé si es normal que esté tanto tiempo).

Presiono el pecho, como indica usted en su libro, cuando veo que se duerme para que siga mamando. Asistí a un grupo de madres, y estas me dijeron que la posición del niño para mamar era la correcta. Así que no entiendo por qué con la lactancia materna el niño no coge peso y por qué se queda con hambre, ya que, tras mamar de ambos pechos, luego se toma el biberón sin ningún problema.

Le doy a demanda, aunque suele pedir más o menos cada 3 horas. ¿En qué puedo estar fallando? Me gustaría alimentar a mi hijo exclusivamente con leche materna, pero hay algo que no funciona.

Pues es cierto, su hijo ha engordado poco. En total, si no me he descontado, con 1 mes pesa poco más de 3,500 kg.

No puedo saber de dónde proviene el problema. Las dos causas más frecuentes son:

- Una mala posición del bebé al mamar.
- Un frenillo que no permite mover bien la lengua.

De momento habría que darle el suplemento a demanda, igual que el pecho. Todo el biberón que el niño quiera tomar: si se lo acaba rápido, le prepara 30 ml más en un momento. Porque lo más importante es que coma todo lo que necesite y engorde normalmente.

Lo segundo más importante es que pueda continuar con la lactancia materna. Para ello habría que hacer tres cosas:

- Darle el pecho en la mejor postura posible: con todo el cuerpo del bebé completamente pegado al de la madre, de modo que tenga la cabecita doblada hacia atrás. Normalmente, como mejor maman es si usted está boca arriba en la cama, o reclinada en una tumbona, y él encima, boca abajo. Debe ponerle la cabecita cerca de la teta (más bien un poco más abajo) y dejar que él mismo la busque y se agarre.
- Comprimir el pecho durante la toma, como ya está haciendo.
- Sacarse leche, a mano o con un sacaleches, al menos 6 veces al día, después de las tomas, y cualquier cantidad que se saque se la da antes del biberón (tal vez en la siguiente toma, porque no le dará tiempo de hacerlo al instante: se dormiría o se desesperaría mientras espera). Al principio no saldrá casi nada, pero si es persistente, verá que cada día saca un poco más. Es la única manera de tener más leche, porque evidentemente el bebé no va a mamar más, puesto que ya toma un suplemento.

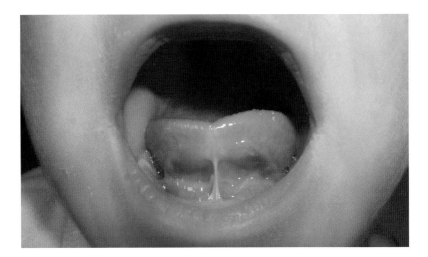

Frenillo lingual

Nuestro hijo tiene 20 días, pesó 3,400 kg al nacer y midió 52 cm. Al salir del hospital, había perdido 250 g y a los 15 días, en la revisión del pediatra, pesaba 3,750 kg y medía 54 cm. Lo estoy alimentando únicamente con pecho a demanda.

Mis dudas surgieron con las tomas tan largas que, por el día, duraban 1 hora con una frecuencia de 3 a 4 horas entre tomas, y por la noche eran de 40 minutos con intervalos de solo 1 o 2 horas entre cada toma. Esta frecuencia a la hora de mamar me causa dolor en los pechos, en los que me han salido puntitos blancos y una pequeña grieta. Lo consulté con una asociación de apoyo a la lactancia; allí me dijeron que la posición del bebé al lactar era correcta y que el problema era que tenía frenillo.

¿Sería conveniente operar al niño para, además de mejorar la lactancia, prevenir futuros problemas de pronunciación, dentales, vegetaciones, etc.? Nos da miedo que tengan que operar a un bebé tan pequeño.

No he visto a su hijo, pero en efecto los síntomas son compatibles con un frenillo lingual. Si es así, normalmente cuando antes se corte, mejor. Es más fácil en un bebé más pequeño, y si de todos modos se ha de cortar, no hay motivo para pasarlo mal durante más tiempo. Hay que tener en cuenta que, cuando el pezón duele, probablemente al bebé también le duele la boca. Porque su hijo no está raspando el pezón con un tenedor; está frotando con la lengua y los labios. Es como si alguien se frota las manos hasta que una le duele: al final ¡también acabará doliéndole la otra!

Llamarle «operación» le queda un poco exagerado. Ponerle pendientes a una niña es casi peor.

Efectivamente, muchos niños con frenillo tienen más adelante problemas de pronunciación o de malposición de los dientes.

Con el crecimiento, los problemas de lactancia muchas veces mejoran, puesto que al bebé le crece la boca y le entra mejor el pecho. Pero también puede ocurrir lo contrario, sobre todo con solo 20 días. A veces, durante el primer mes o poco más, la leche sale con mucha facilidad porque todavía se nota el efecto de la subida. Pero luego cuesta más, la leche ya no sale prácticamente sola, sino que hay que mamar de verdad para que salga, y entonces el bebé empieza a hacer más fuerza, aumenta el dolor y disminuye el aumento de peso.

Mientras espera a que le puedan cortar el frenillo, las molestias pueden disminuir con una posición muy buena. No solo buena, sino muy buena, con la cabecita del bebé claramente doblada hacia atrás y su cuerpecito muy pegado al suyo (puede ver fotos en <www.acpam. org>). Es útil comprimir el pecho durante la toma (busque «compresión del pecho» en internet).

También puede ser necesario sacarse leche y dársela con una jeringuilla o como se pueda. Le recomiendo que consulte también la web <www.elfrenillolingual.com>.

Lactancia materna y fisura palatina

Tengo una niña preciosa de 2 meses y medio, que, actualmente, solo toma pecho, pero no sé qué postura es la mejor para mi caso, puesto que tiene una pequeña fisura al final del paladar, justo donde debería estar la campanilla, que en su caso no tiene. Además, hace un mes le detectaron una displasia de caderas y le han puesto un corsé para corregírselo.

Mi pregunta es cuál es la mejor posición para darle el pecho, porque en casi todas las tomas se atraganta y tose un poco. En el hospital me dijeron que le diera el pecho incorporándola un poco, pero creo que no está a gusto en esa postura. Además está muy poco tiempo mamando y solo toma de un pecho cada vez. Y no ha cogido mucho peso: en estos momentos pesa 4,910 kg.

Ante todo, ¿por qué dice que no coge mucho peso? En principio, 4,900 kg a los 2 meses y medio es un peso perfecto. Claro que, si al nacer pesó 4,700 kg, pues sí que ha aumentado poco... pero imagino que pesó cerca de 3 kilos, como todo el mundo. Si está preocupada por el peso, no dude en volver a escribirnos y darnos los pesos y tallas que ha ido teniendo su hija.

Si tiene tendencia a atragantarse, probablemente su hija mamará mejor en posición vertical. Y con la férula para la cadera, es aconsejable que mame estando usted en una silla y la niña sentada encima de su muslo, con una pierna a cada lado. También puede que le vaya bien estar usted en la cama boca arriba, o mejor en una tumbona o sofá, inclinada, y su hija encima, boca abajo. Pero, en todo caso, no hay «normas» fijas; se trata de usar la postura que a usted y a su hija les vaya mejor.

Sobre todo no recurra al biberón. Primero, el peso de su hija está bien. Segundo, precisamente porque tiene tendencia a atragantarse, es importante que tome leche materna. Atragantarse con leche artificial es mucho más peligroso, porque es más irritante y puede causar infección pulmonar mientras que la leche materna está llena de sustancias antiinfecciosas.

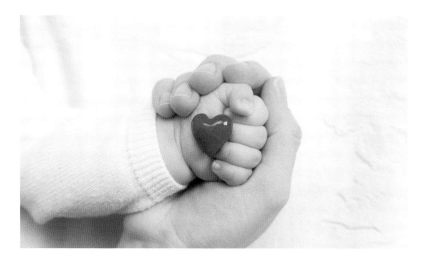

Bebé con cardiopatía

Mi hijo tiene una cardiopatía congénita. A los 4 meses, pesa 4,800 kg y mide 58,5 cm. Mi cardióloga y yo estamos muy contentas porque los niños que padecen este tipo de cardiopatía no suelen engordar con lactancia materna exclusiva, y mi hijo sí lo hace. A los 10 días de nacer, estuvo ingresado por una insuficiencia cardíaca, por lo que le pusieron un respirador y, claro, el pobre no podía mamar. Así que el primer día del ingreso me saqué la leche y se la di en biberón; durante los siguientes días solo le daba mi leche en biberón por las noches, que era cuando le ponían el respirador.

Tras el alta, me aconsejaron que siguiera dándole mi leche en biberón al menos 1 toma, porque es verdad que el niño debe hacer menos esfuerzo al chupar. Esa misma semana, la cardióloga me comentó que, ya que le dábamos 1 toma en biberón, sería bueno añadir cereales para aportar más calorías a mi leche para que el pequeño creciera más deprisa. Tienen que operarle entre los 6 y los 8 meses, pero dependerá de su evolución; cuanto más grande sea, más segura resulta la intervención. En la revisión de los 4 meses, la enfermera me recomendó que a los 5 le diera fruta y a los 5 y medio, verdura, que ya que iba a tomar cereales había que hacerlo así.

Mi hijo toma cereales debido a unas circunstancias concretas, y se los tiene que dar mi marido porque, si se los doy yo, vuelve la cabeza hacia mi pecho. ¿Es correcto lo que me recomienda la enfermera? ¿O sigo mi instinto y continúo con la leche hasta los 6 meses?

Pero ¿seguro que el niño hace menos esfuerzo al tomar el biberón? Porque, cuando se han hecho estudios científicos, se ha visto que en general los bebés con una cardiopatía mantienen una saturación de oxígeno mejor cuando toman el pecho que cuando toman el biberón: <www.pubmed.gov/8544112>.

Y lo mismo pasa con los bebés prematuros:
<www.pubmed.gov/11138220>
<www.pubmed.gov/10190834>.

Tomar el pecho es más fácil que tomar el biberón. Claro que cada niño es distinto, y tal vez a alguno en concreto le resulte más fácil el biberón. Pero necesitaría ver las saturaciones de oxígeno con pecho y con biberón para creérmelo. Tal vez lo que le parece a usted («hace menos esfuerzo al chupar») simplemente significa que el bebé se está muy quietecito porque le cuesta respirar.

Yo no le daría el biberón. Si mama el resto del día, puede mamar una vez más. Y claramente el niño prefiere el pecho, por eso el biberón se lo tiene que dar el padre. ¿No será que prefiere el pecho porque le es más cómodo y está más a gusto que con el biberón?

En todo caso, si realmente le parece que le cuesta mamar, tal vez pueda ser útil comprimir el pecho durante la toma (busque «compresión del pecho» en internet).

Tampoco creo que añadir cereales al biberón sirva para que un bebé engorde más. No ocurre nunca. Todos los niños engordan más a los 2 meses, cuando solo toman leche, que a los 10, cuando se alimentan de cereales, pollo y otros alimentos sólidos. Normalmente, al añadir cereales solo se consigue que el bebé tome menos leche (sí, aunque se tome todo ese biberón..., pero probablemente mamará menos en las siguientes tomas). Los niños que se alimentan de cereales están tomando menos proteínas, menos calcio y menos vitaminas que los que toman solo leche.

Y, desde luego, lo que no tiene ningún sentido es darle frutas y verduras, que son muy pobres en calorías. Yo empezaría a ofrecerle otros alimentos (como a los demás niños) a los 6 meses, sin triturar, dejando que sea él mismo quien los coja con la manita y se los lleve a la boca. De ese modo irá aprendiendo a comer, a su ritmo y sin agobios, y, sobre todo, comerá pocos sólidos y por lo tanto seguirá tomando mucha leche y estará mejor alimentado.

Es triste que tanta gente piense todavía que los cereales o la fruta son alimentos «mejores», que damos a los niños mayores porque ahora necesitan «algo mejor que el pecho» (o que el biberón). Si la fruta y los cereales fueran más nutritivos, se los daríamos desde el primer día. Es justo al revés: los niños mayores ya no necesitan una dieta tan perfecta, y, por tanto, se les puede empezar a dar alimentos menos nutritivos que la leche. Pero sin pasarse. La leche sigue siendo lo principal. Y más en el caso de su hijo, que, por su enfermedad, es muy importante que tenga la mejor nutrición posible, y además las defensas que solo le da el pecho.

¿De verdad cree que vale la pena llevar a su hijo a revisiones con una enfermera que probablemente no ha visto a ningún otro niño con cardiopatía?

Ya lo ven los cardiólogos en el hospital.

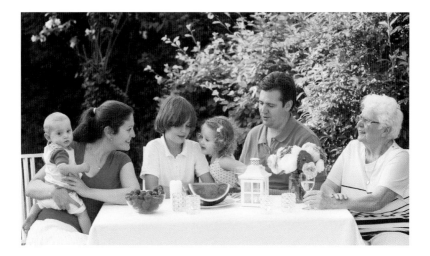

Estreñimiento

Tengo una niña de 10 meses que, desde que empezó con la alimentación complementaria, está estreñida y no hay manera de conseguir que se regule. Tomó pecho a demanda hasta los 6 meses, y a partir de entonces seguí dándole el pecho y papilla de cereales sin gluten con la leche que me sacaba todos los días (no con leche artificial).

Enseguida empezó a tener la caca muy dura y a pasarlo fatal cada vez que quería hacer, tras 2 o 3 días sin evacuar. Yo pensé que se debía a los cereales que le dábamos porque llevaban arroz, y entonces los cambiamos por cereales integrales con gluten gama Superfibra. Además, empezamos a darle papilla de verduras (judías verdes, calabacín, tomate, cebolla y un poco de patata) con pechuga de pollo, pensando que con las verduras mejoraría la cosa, pero no.

Le he dado todos los días, durante 2 meses, un laxante. Con eso, la niña ha conseguido hacer caca de forma normal, pero, en cuanto dejaba de dársela, volvíamos a lo mismo de antes.

Yo creo que no come absolutamente nada que pueda estreñirla: no toma leche artificial, come cereales integrales con leche materna y papilla de verduras con carne o pescado, con aceite de oliva y bebe bastante agua. He intentado darle frutas por la tarde, pero no le gustan nada y además le provocan muchas náuseas. Lo intenté con la pera y también con zumo de naranja con pulpa, pero no hay manera de que coma más de 2 cucharitas. Y no me atrevo a darle las otras 2 que me recomendaron, plátano y manzana, porque creo que estas sí que estriñen.

El estreñimiento es muy frecuente cuando los niños empiezan a comer alimentos sólidos. Con lactancia materna exclusiva, la caca es tan líquida que cualquier cambio la hace menos líquida. De entrada, no es estreñimiento, simplemente son cacas con forma, como las que hacemos los adultos. Pero a muchos niños parece que el cambio les molesta y se niegan a hacer caca. Se aguantan las ganas voluntariamente, para no tener que hacer el esfuerzo, sin saber que al día siguiente la caca será más dura y les costará más. Al final acaban expulsando una bola tan seca que les produce dolor, incluso a veces una pequeña fisura anal, lo que hace que aumente el miedo y se aguante aún más.

Desde luego es conveniente que tome una dieta rica en fibra (sobre todo legumbres como alubias, lentejas y garbanzos, y cereales integrales, como pan integral, macarrones integrales, arroz integral, etc.). No hay alimentos prohibidos: sí que puede comer plátano, manzana o arroz. Puede comer cualquier fruta, pero no conviene darle zumo.

Pero muchas veces no es suficiente con la fibra de la dieta para solucionar el problema y es necesario darle al niño un laxante, con la dosis adecuada y durante el tiempo necesario para que haga caca sin esfuerzo cada día. El tratamiento debe durar meses, y el abandono precoz conduce a la recaída.

Hoy en día, se considera que el laxante más adecuado para niños es el macrogol; háblelo con su pediatra. Hay que aumentar o disminuir la dosis hasta encontrar la que consigue que el niño haga caca sin dolor cada día, y mantenerla durante un par de meses. Luego se reduce muy poco a poco. El objetivo es que el niño olvide el dolor que le producía defecar y vuelva a adquirir la costumbre de hacer caca por sí mismo.

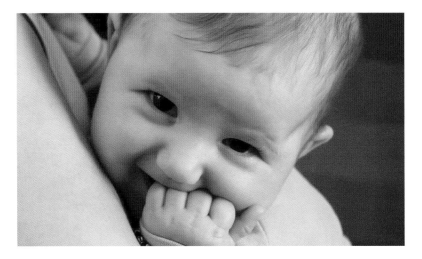

Rechaza la toma y se chupa los puños

Mi hija tiene 1 mes y medio. Hasta ahora había tomado el pecho sin ningún problema, pero lleva algo más de una semana en la que, sobre todo a partir de la tarde, empieza a mamar normalmente y al poco tiempo llora, se enfada y lo rechaza. Al quitarla del pecho, se tranquiliza, pero no para de chuparse los puños, lo que interpretamos como que sigue con hambre. ¿Tiene alguna idea de qué le ocurre?

¿Que si tengo idea de qué está ocurriendo? Pues pienso que es evidente: ocurre que son ustedes unos padres novatos.

¿Qué pensaban, que iba a seguir toda la vida haciendo lo mismo que durante el primer mes? Los niños, a medida que crecen, van cambiando. Algunos cambios son más o menos predecibles porque todos los niños los hacen (pero a distinta velocidad, con distinta intensidad, en distinto momento): cada vez duermen menos, cada vez engordan menos, cada vez están más activos, cada vez maman más rápido (algunos llegan a tomar un pecho en 1 o 2 minutos...). Otros cambios dependen de cada niño; poco a poco van mostrando su carácter y temperamento, su comportamiento se va adaptando a su ambiente y a sus experiencias... Y otras veces, las más, sencillamente no sabemos qué diablos les pasa.

Si se recomienda la lactancia a demanda no es para que los bebés mamen siempre igual. Si mamasen siempre igual, no diríamos «a demanda», diríamos «siempre igual», y ya está. Pero el problema es que van cambiando: un niño que un día está 20 minutos en un pecho, otro día está solo 2; el que un día duerme toda la noche, otra noche se despierta 5 veces; el que, un día, por la mañana quiso el segundo pecho, por la tarde ya no lo quiere; el que una vez mama a las 5 horas, otra vez mama a los 15 minutos…

Cuando su hija quiera el pecho, déselo. Cuando no quiera más, lo soltará. Si intenta darle más cuando ella quiere soltarlo, se enfadará. A veces se enfadará sin motivo, porque los niños son así. Si al cabo de un rato vuelve a querer pecho, se lo vuelve a dar. Si no está segura de si su hija quiere mamar o no, pues se la acerca un poco al pecho; si quiere, se lanzará sobre él; y, si no, intentará apartarse. Ella sabrá lo que tiene que hacer.

Si un bebé se chupa los puñitos, a lo mejor es que tiene hambre. Pero si rechaza el pecho y prefiere seguirse chupando los puñitos, es evidente que no tiene hambre. Lo que pasa es que chuparse los puñitos es divertidísimo. Pruébelo.

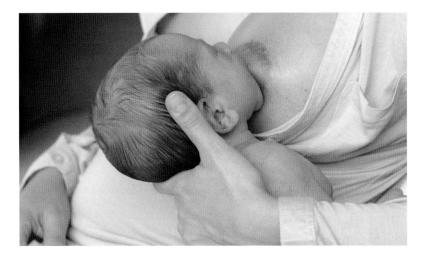

Se pelea con el pecho

Mi bebé tiene 5 semanas y le estoy dando lactancia materna exclusiva. Poco a poco fue regulando las tomas él solito: ahora mama 20 minutos en un pecho y 10 en el otro, más o menos cada 2 o 3 horas, y por las noches cada 4 o 5.

Cuando tenía 3 semanas, tuvo lo que el pediatra llamó «crisis de crecimiento»: pedía cada hora y con tomas caóticas, nervioso, tironeando del pezón y poniéndose tieso. Después de unos días volvió a espaciar las tomas igual que al principio, pero la duración de cada una no ha vuelto a ser la habitual. Se puede pasar en cada pecho de 30 a 50 minutos, y al poco se pone nervioso tirando del pezón, enganchándose, y a veces se duerme con el pecho en la boca, sin soltarse. Además tiene bastante reflujo. ¿Qué puede estar pasando?

Las tomas tan largas, «pelearse» con el pecho e incluso el reflujo excesivo podrían deberse a que el bebé no está del todo bien colocado al pecho, o a que tiene un frenillo que no le deja mover bien la lengua, o a una combinación de ambos factores. Al no mamar bien tarda más tiempo, se enfada porque no le sale lo que quiere, y toma más volumen de leche más aguada, porque le cuesta obtener la grasa del final.

Puesto que no dice que le duele el pecho y, por lo que parece, el niño engorda, el problema es relativamente leve. En el peor de los casos, si siguiera igual, solo sería cuestión de mucha paciencia. La tendencia natural es a mejorar, a medida que el niño aprende a mamar cada vez mejor y tiene la boca cada vez más grande.

Pero probablemente se podría mejorar más rápidamente la succión haciendo tres cosas:

- Tener al niño más pegado a usted mientras mama, de forma que la cabecita esté bien doblada hacia atrás. Completamente pegado y la cabecita bien doblada. Para eso, hay que empujarlo hacia el pecho por el cuello y la parte alta de la espalda.
- Comprimir el pecho durante la toma. Busque «compresión del pecho» en internet.
- Comprobar si tiene frenillo.

Convendría que contactara con un grupo de apoyo a la lactancia. Esas madres podrán ayudarle con la posición del bebé (que no es muy fácil de explicar por carta), y probablemente también valorar el frenillo, o indicarle a algún profesional en su zona que pueda hacerlo.

Enganchada siempre al pecho e insatisfecha

Hola, tengo una niña de 19 días, a la que solo doy lactancia materna. El problema es que, en la revisión de los 15 días, el pediatra me dijo que había cogido poco peso (al nacer pesó 3,540 kg, tras el alta pesaba 3,360 y en la revisión 3,770).

Además, se pasa el día mamando, enganchada a la teta, como si la leche no le quitara el hambre. A veces, no han pasado ni 10 minutos y llora desesperada como si llevara horas sin comer, y luego se pasa mucho rato seguido mamando. Tengo a otro hijo al que amamanté hasta los 23 meses; también mamaba despacio y estaba bastante rato al pecho, pero después se quedaba satisfecho y engordaba correctamente.

¿Qué está pasando? ¿Ha empeorado la calidad de mi leche? Estoy preocupada pues quiero amamantar a mi hija y no sé si podré seguir haciéndolo.

Por supuesto que va a poder darle el pecho a su hija. De lo que ya no estoy tan seguro es de si, para lograrlo, va a tener que cambiar de pediatra. Y, por supuesto, la calidad de su leche no ha empeorado; quien busque mala leche tendrá que buscarla por otro lado.

Si no hay ningún error en su carta, su hija pesaba 3,360 kg a los 2 días, y 3,770 kg a los 15. Por lo que yo recuerdo de restar, son 410 g en 13 días, menos de 2 semanas. Es un aumento de peso no solo normal, sino magnífico, espectacular y galáctico.

¿Que su hija pide todo el rato y se queja? Puedo proponerle tres hipótesis:

- Es su carácter. Sencillamente, esta niña duerme menos y se queja más que su hijo mayor. No sabemos si seguirá así o si cambiará dentro de un tiempo. Ya se verá.
- Eso es lo que tiene que hacer para conseguir la leche que necesita. Es decir, por el motivo que sea (porque no está bien colocada en el pecho, o porque tiene un frenillo que no le deja mover

bien la lengua, o porque no mama tan fuerte...), esta niña necesita mamar más veces y más rato para conseguir la misma leche que el mayor tomaba en menos tiempo. Por eso, se recomienda la lactancia materna a demanda, porque no todos los niños necesitan mamar igual.

- (Muy improbable pero no imposible.) Se está quedando con hambre. Es decir, aunque engordar 410 g en 13 días es completamente normal, y 300 g ya hubiera sido normal, 500 g también habría sido normal. Al niño que «tiene que» engordar 300, no hay dios que le haga engordar 400; si se le intenta enchufar el biberón, no lo quiere, y si se lo meten a la fuerza, vomita. Pero si a ese niño que «tiene que» engordar 500 g solo le dan leche suficiente para engordar 400, pues se queda con hambre y quiere más. Pero comprenderá que no es lo mismo perder peso e ir camino de la desnutrición que engordar normalmente pero ser un tragaldabas y querer todavía más comida. En el primer caso, podría haber estado justificado un suplemento; en el de su hija, nunca. No es ninguna urgencia, su hija no corre ningún peligro, y, como la cantidad de leche aumenta cuando los bebés maman mucho, solo hay que esperar: mamando a este ritmo, pronto le saldrá más leche.

¿Conoce a algún grupo de madres? Yo lo único que haría es intentar contactar con alguno, para que vean cómo mama su hija y le ayuden, si es preciso, a mejorar la posición. Ya sabe, el cuerpo de la niña bien pegado a usted y el pecho metido hasta el fondo de la boca. Parece que después de haber dado el pecho 23 meses a su primer hijo, ya debería tener lo de la posición dominado, pero precisamente muchas madres tienen problemas con el segundo porque ya no se acuerdan: su experiencia más reciente es la de un niño mayor, que puede mamar en cualquier posición y siempre mama bien; en cambio, a un recién nacido es importante colocarlo de forma correcta, o le cuesta mamar.

[Esta mamá nos volvió a escribir 6 meses después; seguía dando el pecho.]

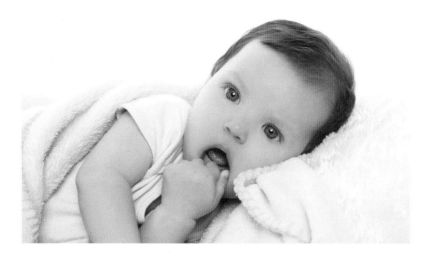

Muerde el pezón

Mi hija, de 9 meses, ha empezado a morderme. Y no me refiero a un mordisco en alguna toma, sino a que mama sujetando el pecho con los dos dientes de arriba. No puede imaginarse el dolor y las marcas que me quedan después de cada toma. Me ha salido una especie de callo en cada pecho, en la parte donde más se engancha. Y eso que la voy cambiando de postura de vez en cuando. Estoy desesperada. Me encantaría vivir con mi hija una lactancia natural, tranquila, pero la verdad es que me estoy planteando seriamente dejarlo.

Normalmente los niños muerden durante una temporada cuando les salen los dientes, y luego dejan de hacerlo. Probablemente lo que pasa es que siempre la ha mordido, pero sin dientes no importaba.

Para que deje de morder, es imprescindible que ella comprenda que le está haciendo daño y que a usted le duele. Si no se lo dice, ella no puede saberlo. Por lo tanto, no hay que consentir que le haga daño. Simplemente, no se lo permita, lo mismo que no permitiría que le metiese un dedo en el ojo o le tirase del pelo.

Antes de ponerla al pecho, se lo advierte bien claro: «La boca abierta muy grande, aaaaaa, no muerdas, no hagas daño a mamá». Al ponerla al pecho, la aprieta por la espalda para que esté bien pegada (muchas madres, por miedo al mordisco mantienen al bebé a distancia o lo acercan al pecho poco a poco, y precisamente así se ganan un mordisco en la punta del pezón. Lo que hay que hacer es todo lo contrario: debe pegársela rápido y bien apretada, para que tenga un pedazo grande de pecho dentro. Con la boca muy abierta y el pecho bien metido, sencillamente no puede morder).

Si muerde, no disimule, muéstreselo claramente: «Ay, me haces daño», o bien la aprieta más contra usted para que no pueda morder —«¡Abre la boca!»—, o bien la saca y se lo dice muy seria: «No, a mamá no se le muerde; si muerdes, no te doy tetita». Si llora desesperada, siempre la puede «perdonar» y darle, pero siempre advirtiéndole: «Bueno, te doy un poco más, pero abre la boca y no muerdas».

Cuando acabe de mamar y empiece a jugar, sáquela enseguida. Suele ser en esos momentos finales cuando más muerden.

Con paciencia, es de esperar que en unos días deje de morder.

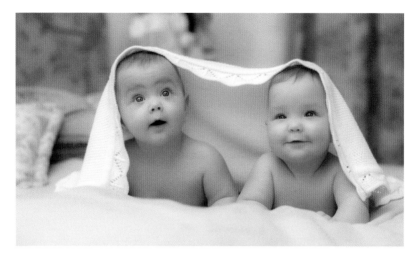

Mellizos que rechazan el pecho

Soy madre de mellizos de 8 meses. Desde el primer día, mi empeño fue darles lactancia materna exclusiva, pero tanto en el hospital (estuvieron ingresados por prematuros) como después con el poco apoyo del entorno, terminé dándoles suplementos de mi leche con biberón. A los 4 meses aproximadamente empezaron a rechazar el pecho; preferían el biberón (estaba claro que pasaría). Así que pasamos al biberón pero, eso sí, con leche materna. Con 5 meses y medio empezamos con la cuchara. Se toman muy bien la fruta, la verdura y la papilla; pero cada vez quieren menos leche sola. Por las mañanas sobre las siete o las ocho les doy un biberón con 150 ml de leche materna pero tengo que despertarlos ya que se acuestan a las nueve y si no los levanto duermen hasta las diez de la mañana y se levantan sin hambre. Uno de ellos, en general, se bebe unos 100 ml, otros días 60 o 120 ml, o incluso los 150 ml. Pero con el otro bebé solo consigo que se beba entre 50 y 60 ml con mucha insistencia. He comenzado a darles yogur con leche de continuación y se lo comen estupendamente. Mi pregunta es: ¿sustituyo los biberones por yogures?

Tal vez el problema sea precisamente esa «insistencia». Nunca hay que obligar a los niños a comer, entre otras cosas porque así normalmente rechazan la comida. Y rechazarán más precisamente aquella con la que más insiste. Lo que acaba creando un círculo vicioso: lo que no les gusta les apetecerá cada vez menos, mientras que lo que sí les gusta (y, por tanto, no les insisten porque ya se lo comen) les agradará cada vez más.

Por otra parte, no conviene darles yogur antes de los 12 meses, por mucho que los fabricantes digan que sí. O leche materna, o leche artificial para bebés, y no otras cosas «hechas con leche de continuación». También podrían hacer helados de chocolate con leche de continuación, pero no por ello serían adecuados para bebés. Y, por supuesto, mientras sea leche materna, y encima no se la acaban, no hay ningún motivo para darles otra leche.

No me queda claro si les está ofreciendo esos biberones antes o después de las comidas. Mejor antes, no vaya a ser que con la barriga llena de papilla no les quepa la fruta.

Ah, y con 8 meses habría que ir suprimiendo los biberones y darles la leche en vaso. Buen momento para acabar con las asociaciones negativas que ahora tiene el biberón («este es el artilugio con el que mamá se ponía tan pesada...»). Sobre todo, que no se cree una nueva asociación negativa con el vaso: nunca insista para que beban más de lo que quieren. Ni una gota de más.

En definitiva: ofrecerles antes de cada comida un poco de leche materna en un vaso, alrededor de 50 o 100 ml (o más, si quieren). Si alguno de los niños prefiere biberón, de momento puede dárselo, al tiempo que sigue probando con el vaso para que vaya aprendiendo. Mejor un vaso de plástico con asas que ellos mismos puedan llevarse a la boca. Puede hacer las primeras pruebas con agua, no sea que se lo tiren todo por la cabeza.

Y una vez les ha ofrecido leche antes de cada comida, ellos están en su derecho a tomar la cantidad que quieran. Si se dejan la mitad, pues que se la dejen. Y si ve que cada vez se dejan la misma cantidad, pues no llene tanto el vaso para no desperdiciar leche.

Tenga en cuenta que nacieron prematuros y siguen siendo muy pequeñitos. Necesitarán menos leche que otros niños.

¿No toman pollo o carne? Si no es así (o si toman muy poco), convendría darles gotas de hierro. Especialmente habiendo nacido con bajo peso.

Ha dejado de mamar por la noche

Tengo un bebé de 3 meses, y desde hace unas semanas duerme 9 o 10 horas seguidas por la noche. Se despierta y hace ruiditos, pero vuelve a quedarse dormido solo. Va bien de peso y el pediatra me dice que no me preocupe y que disfrute de esas horas de sueño.

Mientras su hijo aumente de peso normalmente como hasta ahora, es que está tomando toda la leche que necesita. Tanto da que la tome por la mañana, por la tarde o por la noche: si engorda, es que come lo suficiente. El pecho fabrica la cantidad de leche que su hijo toma. Si durmiendo toda la noche, tiene suficiente, no hay que preocuparse. Y, si al dormir tanto disminuyera la producción de leche, ya espabilaría él para mamar más y que aumentase la cantidad.

Así que, si el niño sigue engordando, no hace falta intentar darle el pecho por la noche, y, si engordase menos, probablemente no habría que intentar despertarlo, porque ya se despertaría él solo. Únicamente en casos excepcionales es necesario despertar a algunos recién nacidos que están débiles por el peso perdido y no tienen fuerzas para despertarse. Tampoco es necesario esperar a que su hijo llore para ponerlo a mamar; los bebés primero buscan el pecho sin llorar.

De todos modos, su hijo está ahora justamente en la edad en que más horas suelen dormir de un tirón los bebés. Probablemente hacia los 4 o 5 meses empezará a despertarse con más frecuencia, cada hora y media o 2 horas, unas veces por hambre y otras para comprobar que la madre está cerca. Así que, como dice su pediatra, más vale que aproveche esta tregua para dormir.

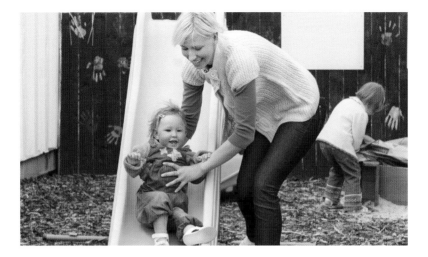

Está demasiado gordita, ¿qué dieta debe seguir?

Le escribo porque estoy algo preocupada por el peso de mi hija. Está bastante gordita: va a cumplir 12 meses en unos días y mide 76 cm y pesa 11,400 kg. Nació con un peso de 2,935, y durante los primeros 6 meses la alimenté con leche materna exclusivamente y aumentó a razón de un kilo por mes. A partir de los 6, introdujimos alimentos sólidos (pesaba 9 kg). Nunca ha tomado cereales en polvo, ni azúcar, ni bollería, ni galletas. Consume alimentos naturales preparados en casa y en pequeñas cantidades, pero el aumento de peso sigue pareciéndome excesivo.

Nosotros somos muy delgados: yo mido 1,67 m y peso 48 kg; su padre, 1,83 m y 68 kg.

¿Es normal su peso? ¿Deberíamos preocuparnos? ¿Podemos hacer algo al respecto? Sigo dándole leche materna a demanda.

Es cierto que su hija tiene un peso elevado, dentro de lo normal pero en lo máximo.

La mayoría de los bebés gorditos con el tiempo se estiran. Sobre todo los que toman el pecho (y hasta es probable que dentro de unos meses algún listo le diga: «Tu leche ya no alimenta, tienes que darle biberón».

Ahora bien, también hay adultos obesos que de pequeños fueron bebés gorditos. En el caso de su hija, el pronóstico es bueno, pero no hay ninguna garantía.

En todo caso, no se puede hacer gran cosa. Los bebés ya hacen una dieta sanísima, no podemos suprimirle las chuches y los pasteles porque no toma.

Básicamente, se trata de intentar seguir igual (con una dieta sanísima) y esperar:

- Pecho, el que quiera, y cuanto más tiempo mejor.
- El resto de la comida, normal, sin triturar y que coma ella misma con la mano y el tenedor (busque «baby-led weaning» en Google). Si está acostumbrada a que usted le dé y ella se lo pide, pues déselo: no se trata de que sienta que no le hacen caso, sino de que le dan libertad, que puede comer sola.
- Por supuesto, jamás insistir para que coma un poco más o se acabe la comida o coma algo que no le gusta.
- Si un día no quiere comer y pide otra cosa «normal» (pan, un plátano, un huevo frito...) se lo da sin rechistar. Pero solo si se lo pide. Si no quiere comer pero no pide nada, pues es que no quiere comer, y punto.
- Para beber, solo agua; ni refrescos, ni zumos, ni siquiera naturales. Los zumos tienen muchas calorías, y, al ser bebidos, tenemos tendencia a tomar demasiado: en un vaso de zumo entran 3 naranjas, y nadie se comería 3 naranjas seguidas.
- Por supuesto, mejor que ni se entere de que existen las chuches. Avise a abuelos y otros familiares.
- Procurar que en casa toda la familia coma sano. Es decir, que ella vea que todo el mundo come verdura, legumbres, fruta, sin abusar de la grasa..., pero no pretender que ella siga esa dieta de forma rígida. Predicar con el ejemplo, no haciéndose pesados o insistiendo.
- No intentar limitarle ningún alimento «normal». Es decir, que no abuse de caramelos, pero puede comer todo el pan o todos los macarrones que quiera.

- Lo más difícil: hacer todo esto sin que se convierta en una obsesión. Una obsesión con la comida es mucho peor que un poquito de sobrepeso. Simplemente comprar comida sana, tener en casa comida sana, no comprar chuches, no tener en casa chuches, y que sea lo que Dios quiera, pero no estar todo el día: «Come más de esto, come menos de lo otro...».
- Por supuesto, es imposible que un niño no coma jamás chuches, dulces o refrescos. Simplemente intentar que en casa no haya, que no sea una costumbre habitual. Cuando los pida con insistencia, algunas veces habrá que ceder. Pero al menos esperar a que los pida, cosa que no hará mientras no sepa que existen.
- Ejercicio físico. Ahora que es pequeña, parque y columpios. Cuando tenga edad, algún deporte, o excursiones, o danza, o lo que le guste. Y cuando pida una consola, que sea tipo Wii, de las que hay que moverse para jugar.

Índice de preguntas

Índice alfabético